心身医学
初级医疗的国际入门读物

Psychosomatic Medicine
An International Primer for the Primary Care Setting

原著 【德】费长青（Kurt Fritzsche）

　　　【美】苏珊·麦克丹尼尔（Susan H. McDaniel）

　　　【德】迈克尔·维尔盛（Michael Wirsching）

主译　熊娜娜　曹锦亚

审校　曹锦亚　魏　镜

中国协和医科大学出版社

图书在版编目（CIP）数据

心身医学：初级医疗的国际入门读物／（德）费长青（Fritzsche，K.），（美）麦克丹尼尔（McDaniel，S.H.），（德）维尔盛（Wirsching，M.）主编；熊娜娜，曹锦亚译. —4版. —北京：中国协和医科大学出版社，2016.1

ISBN 978-7-5679-0503-0

Ⅰ. ①心… Ⅱ. ①费… ②麦… ③维… ④熊… ⑤曹… Ⅲ. ①心身医学 Ⅳ. ①R395.1

中国版本图书馆 CIP 数据核字（2016）第 010333 号

Translation from the English language edition：
Psychosomatic Medicine：An International Primer for the Primary Care Setting
edited by Kurt Fritzsche，Susan H. McDaniel and Michael Wirsching
Copyright © Springer Science+Business Media New York 2014
Springer is part of Springer Science+Business Media
All Rights Reserved

本书根据中国协和医科大学出版社和施普林格科学与商业媒体（Springer Science+Business Media）达成的协议翻译出版。原书为英文版。

著作权合同登记号：01-2016-0181 号

心身医学：初级医疗的国际入门读物

原　　著：【德】费长青　【美】苏珊·麦克丹尼尔　【德】迈克尔·维尔盛
主　　译：熊娜娜　曹锦亚
审　　校：曹锦亚　魏　镜
责任编辑：顾良军

出版发行：**中国协和医科大学出版社**
　　　　　（北京东单三条九号　邮编 100730　电话 65260378）
网　　址：www.pumcp.com
经　　销：新华书店总店北京发行所
印　　刷：北京佳艺恒彩印刷有限公司

开　　本：700×1000　1/16 开
印　　张：13.25
字　　数：190 千字
版　　次：2016 年 5 月第 1 版　　2016 年 5 月第 1 次印刷
印　　数：1—3000
定　　价：60.00 元

ISBN 978-7-5679-0503-0

致　谢

　　我们感谢在过去20年参与过我们课程并给我们提供宝贵反馈意见以改进本书内容和教学方法的一千余位医学同道。我们想鼓励他们继续行走在整合的心身医学的道路上。我们感谢扎比内·勒斯勒尔（Sabine Rösler）和埃娃·施内德（Eva Schneid）女士对每个章节耐心和努力的编辑。我们感谢我们的行政助手孔茨（Kunz）女士和恩贝斯（Engbers）女士完成的文书工作。我们感谢斯普林格出版公司的贝特·沙德（Beth Schad）女士对完成本书的支持。

　　为方便阅读，本书德语版对集体名词（患者、医生等）在语法上均使用男性人称，但实际上男性和女性都是同等包括在内的。

中 文 版 序

现代医学的发展区分了躯体疾病专业和精神疾病专业。众所周知，在每种疾病中，患者的躯体、精神和社会问题都是交织在一起的。这些问题，以及由此带来的医患关系困难，只有通过以患者为中心的医学才能得到纠正。本书的用意就是去弥合躯体与精神医学的裂痕。

在西方国家中开展的调查显示，每年人群中至少有 25% 至 30% 出现过一种符合 ICD-10 诊断标准的精神障碍。人群中超过 50% 有在其一生中出现精神障碍的风险。最常见的精神障碍有焦虑障碍、抑郁障碍和躯体形式障碍，大部分在童年和青春期就起病，这一阶段可能是未来是否会转为终生患病的关键。但精神障碍一直仍未得到早期识别和足够治疗。如果得不到处理，精神障碍的病程会慢性化，对患者造成巨大负担，并且也常常对患者的社会功能带来明显的负面影响。这些也给卫生系统带来沉重的经济负担。

本书中包括了过去 20 多年的心身医学继续教育中积累的课程内容和教学方法经验。本书围绕心身医学基础照料的三个目标：

- 识别精神和心身问题及障碍；
- 有限的咨询和治疗建议；
- 如有必要，适时地和有目标地转诊至专业心理治疗师（和精神科医生）。

标题中"入门读物"（primer）一词可能有误导，因为心身医学不是通过阅读书本就能学会的，而是需要通过和患者的实际工作经验，通过好的教师、督导、巴林特小组，以及通过自身的错误和挫折而习得。

本书的理论基础需要感谢德国医生图勒·冯·乌克斯库勒（Thure

von Uexküll)。他在数十年的工作中，发展了一个涵盖所有临床学科、超越躯体医学和精神医学裂痕的心身医学模型。

我感谢魏镜教授和她的团队，特别是熊娜娜和曹锦亚，将本书译成中文。这些年来，我有幸定期参加魏教授组织的培训课程和会议，我也倍加珍惜多年来我们之间建立的情谊。

费长青

2016 年 2 月，弗莱堡

序

本书作者 Kurt Fritzsche 教授，他给自己取了个一点儿都不生僻的中文名字：费长青。费教授来自德国弗莱堡大学心身医学及心理治疗科。他专业出身为心内科医生，之后投入到心身医学和心理治疗工作，已然培训完备，资历深厚，数十年来活跃在临床一线为患者提供心身医学最精到的服务，也是著作等身的医学科学家和教育家。费教授的一个爱好是在家乡的黑森林远足，那里应该同样还走过卡尔·雅斯贝斯（Karl Jaspers）和马克斯·韦伯（Max Weber）这样伟大的思想者。

费教授与中国结缘至少已有十三年时间。在此期间，他孜孜不倦地投身于中国的心身医学培训和教学工作。我与费教授合作较多始于 8 年前，彼时费教授带着中德心身医学培训合作项目来到北京协和医院心理医学科。从那以后，费教授就成了我们的亲密伙伴和良师益友。他每年从弗莱堡到北京至少鞍马劳顿三次，每次他都带着他深厚的情感资源和专业精湛的同事团队，将先进的理念和实用的技术一字一句、一手一眼、一言一行地从理念到实践交给我们。他始终聚精会神，循循善诱；始终和蔼可亲，胸怀宽厚。费教授对工作的极端地负责，对患者极度地亲切。不妨这样评价他：一个外国人，毫无利己的动机，把中国人民的医疗卫生事业当作他自己的事业，这是国际主义的精神。我自认费教授是当得起的。

这本书是费教授总结反思心身医学之后，奉献给整个医学界的第一部大作。

心身医学关注和研究心与身的关系，从生物-心理-社会的整体去理解临床现象，进而为患者提供更高水平、更为综合的预防、治疗和改善方法。心身医学更是一种理念。作为人文医学，它将患者从一条条疾病标签还原为一个个真实、独特、鲜活的人，有过无忧无虑、有着喜怒哀愁的人，以及有父母兄弟、有子女朋友的人。在生物医学如此发达的今天，我们比以往任何时候都更需要心身医学为患者带来人性的力量和仁心的温暖。

手中的这册书就可作为心身医学最新理论和实践的指南。本书的读者可以是所有与医疗活动相关的工作者，包括各专业科室、各种年资的医生、护士、临床心理工作者、社会工作者和医学辅助人员、医学生等。

值此译著出版之际，我衷心感谢费教授夫人这么多年来对我们的支持，感谢与费教授一道给我们带来帮助的国际学者们；衷心感谢中国协和医科大学出版社袁钟社长的支持，感谢顾良军编辑对译著倾注的心血和贡献。

终于能将此书介绍给国内同道，作为先睹为快的读者的我，兴奋之余也向费教授致敬，并与医学同行共勉。

魏　镜

2015 年初冬

前　言

　　1978 年，来自 134 个国家的代表齐聚阿拉木图，号召 "2000 年人人享有卫生保健"（《阿拉木图宣言》，1978 年）。这是全球精神卫生保健的转折点，因为这一宣言强调了居家附近卫生保健、与治疗性医疗服务并肩齐驱的健康促进和疾病预防服务以及精神健康作为总体健康的一个必需部分的重要性。30 年后，芭芭拉·斯塔费尔德（Barbara Starfield）用证据阐明：那些有着最低发病率和病死率数据以及最佳整体健康的国家，其卫生保健系统都拥有强大的初级医疗基础（Starfield 等，2005）。

　　2007 年，《柳叶刀》杂志发表了关于全球精神卫生的系列研究，发现精神卫生保健服务存在缺口，尤其在低收入和中等收入国家。这一《柳叶刀》系列研究的核心工作（2007 年全球精神卫生运动）及之后于 2009 年世界精神卫生日举行的全球运动为向所有人提供精神卫生保健工作给予了动力和支持（世界精神卫生组织，2009）。世界卫生组织与世界精神卫生组织如今已携手努力，共同推动把减轻病耻感和把精神卫生整合到初级医疗体系中的有关政策和工作。

　　2008 年，世界卫生组织和世界家庭医生组织（World Organization of Family Doctors，Wonca）发表了一篇报告，描述了将精神卫生保健成功整合到初级医疗的需求和典范做法，并提出了十项普遍原则（世界卫生组织和世界家庭医生组织 2008）。这一文件，及帕特尔（Patel）和席尔默（Schirmer）等的工作，为在低收入和中等收入国家把精神卫生和行为卫生整合到初级医疗中提供了工具、策略和典范做法（Patel，2003；Schirmer 和 Mongtegut 等，2010）。

　　从 2001 年开始，德国弗赖堡大学医学中心心身医学及心理治疗科室长期保持着与中国、越南、老挝等东亚/东南亚国家、伊朗等中亚国家、苏丹、乌干达等非洲国家以及欧洲其他国家、美国和澳大利亚之间的交流。主要在东亚/东南亚国家和伊朗举办。心身医学和心理治疗的持续培训根据数百名资历各异的医生的反馈，他们从课程中受益匪浅，获益的方面不仅包括专业上的，还包括他们和患者的人际关系。我们在这近10年中对内容、教学法和课程方法学设计方面所获得的经验都将在这本书中阐述。

本书为那些渴望获得和发展心身医学知识和技能的医生而写。因此主要的问题是：我该如何学习心身医学基本技能？心身医学是涉及广泛知识的多学科领域，不可能在一节课或本书里覆盖所有临床现象。因此，本书将只呈现在最常见疾病中的基本思维方式和处理方法。

本书将依照心身医学基本照料中三个目标来详述：

1. 识别心理和心身问题及障碍
2. 有限的个人咨询和治疗
3. 必要时，向精神卫生专业人员有目标地进行转诊和合作

本书分为总论部分和讲述具体临床表现的部分。总论部分阐述与所有临床表现相关的话题，如心和身的互相影响、医患关系、医患沟通、家庭访谈以及巴林特小组等。第二部分讲述在初级医疗中最常见的某些临床表现，包括抑郁障碍、焦虑障碍、躯体形式障碍、创伤后应激障碍、酒精依赖和包括肿瘤和冠心病等威胁生命的疾病中的心身医学。

每一章节分为诊断、治疗和易犯错误。每一章内使用典型案例来展示诊断和治疗步骤。因此，本书与实践高度相关，同时也是能直接用于心身医学基本技能培训的教科书。

费长青（Kurt Fritzsche）（医学博士）

迈克尔·维尔盛（Micheal Wirsching）（医学博士）

苏珊·麦克丹尼尔（Susan H. McDaniel）（医学博士）

尤丽叶·席尔默（Julie Schirmer）（文学硕士，社会工作专业硕士）

参 考 文 献

Declaration of Alma-Ata. International conference on primary health care，Alma-Ata USSR，1978. http://www. who. int/hpr/NPH/docs/declaration _ almaata. pdf. Accessed 22 June 2012.

Movement for Global Mental Health. *Lancet series* on global mental health. http://www.

globalmentalhealth.org

Patel V. Where there is no psychiatrist: a mental health manual. London: Gaskell; 2003.

Schirmer JM, Montegut JA. Behavioral medicine in primary care: a global perspective. Oxford: Radcliffe Publishers; 2010.

Starfield B, Shu L, Macinko. Contribution of primary care to health systems and health. The Milbank Quarterly. 2005; 83 (3) : 457-502.

World Federation for Mental Health. World mental health day 2009: mental health in primary care: enhancing treatment and promoting mental health. World Federation for Mental Health; 2009. http://www.wfmh.com

World Health Organization (WHO) and the World Organization of Family Doctors (Wonca). Integrating mental health into primary care: a global perspective. Geneva, Switzerland: WHO; 2008.

作　者

凯瑟琳·阿博（Catherine Abbo）乌干达，坎帕拉，马凯雷雷大学健康科学学院，穆拉戈国家转诊和教学医院，精神科

哈米德·阿夫沙尔·赞贾尼（Hamid Afshar Zanjani）伊朗，伊斯法罕，伊斯法罕大学医学科学院，努尔医院，心身医学研究中心，医学系，精神科

陈冠宇中国，台北，台北市立联合医院，台北市精神中心，心身医学分部

格特鲁德·弗拉姆（Gertrud Frahm）巴西，库里蒂巴，巴拉那州联邦大学，人类科学系

费长青（Kurt Fritzsche）德国，弗莱堡，弗莱堡大学医学中心，心身医学及心理治疗科

沃纳·吉格斯（Werner Geigges）德国，格洛特塔尔，格罗特康复诊所

法尔扎德·戈利（Farzad Goli）美国，加利福尼亚州，能源医学大学，生物能源经济部

　　　伊朗，伊斯法罕，Danesh-e Tandorosti 学院

魏镜中国，北京，北京协和医院，心理医学科

杰弗里·马尔昆斯（Jeffrey F. Markuns）美国，马萨诸塞州，南波士顿，波士顿大学，家庭医学科

苏珊·麦克丹尼尔（Susan H. McDaniel）美国，纽约，罗切斯特，罗切斯特大学医学中心，家庭医学科，精神科

索尼娅·迪亚兹·蒙萨尔韦（Sonia Diaz Monsalve）德国，弗莱堡，弗莱堡大学医学中心，心身医学及心理治疗科

阮京越（Kim Viet Nguyen，**音译**）越南，河内，河内医科大学，精神科

越南，河内，白梅医院，国家精神卫生中心

阮房段（Van Tuan Nguyen，**音译**）越南，河内，河内医科大学，精神科

越南，河内，白梅医院，国家精神卫生中心

朱莉·席尔默（Julie Schirmer）美国，缅因州，波特兰，家庭医学中心，缅因医学中心家庭医学科

阿克塞尔·施魏克哈特（Axel Schweickhardt）德国，纽伦堡，Potenziale 有限公司商业顾问

迈克尔·韦尔盛（Michael Wirsching）德国，弗莱堡，弗莱堡大学医学中心，心身医学及心理治疗科

张　岚　中国，四川省成都市，华西医院，精神科

赵旭东　中国，上海，同济大学附属上海东方医院，心身医学科

目　录

第一部分
初级医疗中的心身医学

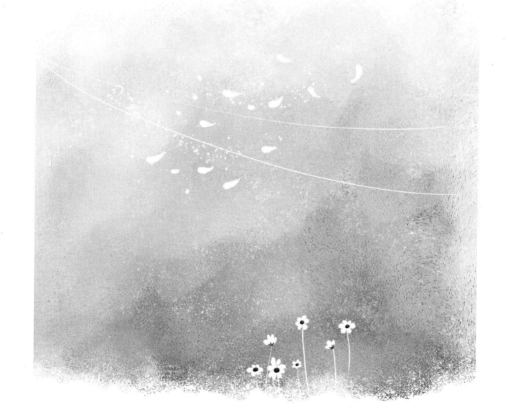

第一章
什么是心身医学？

费长青

> **案例学习** 一位59岁女性患者最初为切除良性息肉被收入院。住院期间，由于右腿血栓栓塞，她的右脚趾开始出现坏疽。伤口愈合不良和感染等一系列并发症导致她被紧急切除下肢。
>
> 术后，患者意识清晰，能应答，但显得绝望和无助。说了几句话之后，她开始哭泣：早在她刚被转到这个病区的时候，她听到护士们说她们对自己这个病例感到不知所措。她感到自己被推开了，康复的希望渺茫。她感到自己像"是一个漏斗，如果有人从顶端倒入一些东西，那所有东西都将从底部漏出来。"
>
> （待续）

心身医学处理在疾病发生、发展以及患者应对疾病和受其折磨过程中躯体、情绪和社会因素的相互作用。

例1："支气管哮喘" 心理因素可能共同引发了过敏相关支气管哮喘的发作，反过来一个患支气管哮喘的孩子可能影响到其家人。比如，孩子的兄弟姐妹可能患上神经性厌食症来获取他们应得的关注；母亲因为压力过大出现抑郁。

例2："十二指肠溃疡" 20年以前，十二指肠溃疡被认为是应激和某种人格特质（如被动型和依赖型）的结果。随着幽门螺杆菌的发现，十二指肠溃疡的发生和慢性化已有了器质性的解释，并可通过抗生素根除。然而事实上，在60岁以上的人员中，60%都有幽门螺杆菌感染，但其中只有2%的人患有十二指肠溃疡。这说明十二指肠溃疡可能是感染引起，也可能有心理社会原因。

例3："冠状动脉性心脏病" 先天性及后天获得性体质及危险因素、诱发因素（"为什么现在？"）和维持因素互相影响：家族中冠心病史，如吸烟、高血脂、高血压等心血管疾病危险因素，害怕失业，与伴侣发生冲突伴随突然的愤怒，极度耗竭，缺少社会支持和抑郁。

生物心理社会模式

躯体、情绪和社会因素在每个疾病中都发挥着不同比例的作用。医生的任务不仅是识别器质性成分，还要识别和考虑到疾病中包括的心理社会因素。而医生只有在心理社会史的框架下才能澄清是否存在心理社会压力。

案例学习，续 在晚上谈话时，病区的医生先设置了讨论的阶段：他现在大约有 15 分钟，希望了解一下患者的健康史和生活史。患者告诉他：她的父亲在战争中被杀，她对他并没有记忆。她的母亲在养育患者、她的一个姐姐和一个妹妹时压力很大并变成酒鬼。患者搬去和祖母同住，她认为祖母是非常严格又情感冷漠的人。23 岁时患者结婚并生了两个女儿。婚姻中，丈夫变得越来越嗜酒如命，并最后死于肝硬化。然而患者及时与他分开了。找到新伴侣后，她开了一家餐厅。但这一段感情同样失败了。餐厅由她的女儿们继续操办并最终停业了。去年，她的姐姐被诊断为癌症并很快去世。患者现在接管照顾姐姐完全截瘫的儿子。

（待续）

依恋经历

这位患者的生活史具有负性依恋体验的特点。

在健康的发育过程中，依恋和探索行为之间总是平衡的（图 1.1）。依恋行为在感到不适和有压力的情况下被激活，而探索行为在感到舒适健康的情况下被激活。*依恋相关研究*证实了早年经历对一个人躯体和情绪健康的重要性。不确定的和受损的早年依恋关系决定了一个人能承受强大的压力（*弹性*）还是会生病（*脆性*）。生命最初的三年时间对依恋体验有决定性作用。

如果婴儿或小孩子的母亲或其他主要照料者能通过迅速而适宜的模仿和姿势敏锐地对孩子的行为给予回应，孩子会分泌缩宫素，这将有助于他们体验社交互动，而且他们参与其中的感受是愉快的。安全的依恋行为就是这样被建立的。而大脑，尤其是杏仁核、海马和前额叶皮质，将得到保护，不受到在应激情况下所分泌过量糖皮质激素的伤害。安全依恋模式有助于提高应激的阈值，并弱化应激反应。而另一方面，如果母亲拒绝孩子的依恋需求，就造成孩子不安全-回避型依恋模式。如果母亲对孩子所发出信号的回应是矛盾的和难以预测的，孩子则会形成所谓不安全-矛盾型依恋模式。

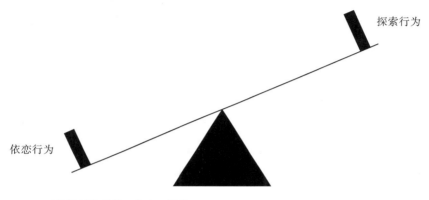

探索行为

依恋行为

对抗性行为系统：依恋vs探索

图 1.1　依恋和探索

心理社会应激

　　母亲如果在产后患有严重抑郁，就不能对孩子的依恋需求给予充分反应或足够重视。这种*敏锐性*的缺失将损伤压力应对系统的发育。促肾上腺皮质激素释放激素（corticotropin-releasing hormone，CRH）分泌增多或抑制机制减少将激活下丘脑-垂体-肾上腺（hypothalamus-pituitary-adrenal，HPA）轴，进而导致皮质醇增多和对海马的损伤。受到严重躯体或情绪创伤的孩子们 HPA 轴和蓝斑-去甲肾上腺素轴（locus coeruleus-norepinephrine，LC-NE）是高反应的。童年的心理社会应激可能导致压力应对系统的功能失调，在冲突情境下的脆性升高。

　　应激意味着生物内环境稳态受到威胁的状态，而躯体损伤和心理社会负担都能引起应激。应激反应是身体试图通过神经和内分泌水平及行为的改变和适应过程来恢复生物内环境稳态的过程（图 1.2）。当应激结束之后，适应过程会再度怠化（McEwen 1998）。

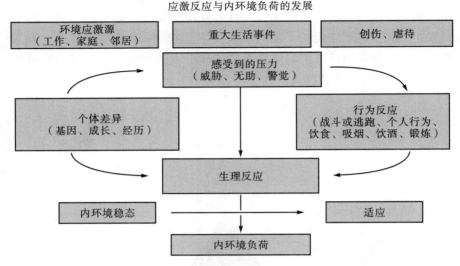

应激反应与内环境负荷的发展

图1.2　应激反应与内环境负荷的发展

> **案例学习，续**　右腿动脉血栓栓塞、右脚趾坏疽、伤口愈合不良和复发性感染可能已经是内环境稳态负荷过重的一种表现。此外，由于负性童年经历，患者应对压力的脆性是升高的。
>
> （待续）

精神和免疫系统

　　生活伴侣的去世、分离或离异带来短暂的孤独感、抑郁和焦虑，这些因素作为应激源影响到免疫系统。免疫系统通过细胞因子反馈给神经系统。作为感染的一部分，这些细胞因子激活 HPA 轴，以抑制感染所诱导的免疫激活。这一过程造成疾病过程中乏力、疼痛、没有食欲及全身酸痛等常见感受。

　　整体上，应激可以促进、也可以抑制免疫系统。短期的应激反应提高内在免疫反应。良好的人际关系、躯体健康和个人价值可以加强免疫系统。失业或失去重要亲人、带来长期影响的意外事故、慢性愤怒、或慢性疾病等持续的应激反应则造成 T 淋巴细胞减少，并导致自然杀伤细胞、单核细胞和巨噬细胞活性下降。

　　例子："自身免疫性疾病"　神经系统、内分泌系统及免疫系统形成一个整体。当一个系统不能对应激源做出充分反应时，另外一个系统就会以反向调节的形式做出反应。例如，如果皮质醇的分泌不足以应对某一应激源时，通常被皮质醇所抑制的细胞因子等炎性指标就会代偿性升高。长期过量炎性反应的负性后果就是更容易患上自身免疫性疾病。HPA 轴低下而反向调节的例子可见于纤维肌痛、慢性疲劳综合征或特应性皮炎的患者。

学习经历和认知

　　在认知方面，一个人对自己和世界的基本信念和假设是尤其重要的。每个人都有一些基本信念，也就是所谓的模式。这些模式起源于童年早期关系体验，并在后期由文化和家庭的影响以及个人经历进一步塑造。认知理论的核心假设在于患者的信念对他的行为、情绪及躯体反应来说是很重要。

　　例子：学习经历"压抑情绪"　很多患者在不表达情绪和冲突，甚至意识不到愤怒、暴怒、失望和悲伤的家庭氛围中学习。这些影响"向内"，它们激活了伴随的心理生理反应，但患者似乎表面看上去是冷淡的和沉默的。然而这一心理生理反应会激活 HPA 轴，使皮质醇分泌增加，免疫系统受到抑制，并激活了它与中枢神经系统的反馈过程。压抑情绪体验和避免冲突有着短暂的解脱效果，然而长期来看，它促进了焦虑和抑郁、没有器质性原因的躯体不适以及慢性疼痛状态等的发生。

　　案例学习，续　对这位患者而言，住院的场景再次激活了她早期童年的孤独感和被抛弃感。她最初因为不太严重的疾病被收入院，之后却体验了一个又一个不成功的干预措施，直到最终必须对右下肢截肢。她已经习惯于战斗并重新站起来。这种方式如今似乎被破坏了。病区的医生理解了患者活着一直在照顾其他人，现在突然感到自己一个人被留下，而且没有希望。医生用他自己的话对这段对话进行总结，展示他情绪上的理解，并保证他会一直在这里。患者在这次谈话后感到释放，能再次露出一点微笑，并在足够镇痛药的帮助下度过了一个安静的夜晚。

　　（待续）

健康机理和弹性

> **案例学习，续**　剩下的过程波澜不惊。对既往病史的访谈发现患者自身有着很好的资源，即战斗精神和社交技巧，虽然她现在感到绝望。经过一段时间来哀悼她失去的下肢后，她已经能非常积极地参与到活动中。她也轻松地实现对假肢的适应过程。患者想要去介绍给她的一家医院接受康复治疗。三周后出院时，患者再次对她的未来感到审慎乐观，并对病区医生职业和情绪上的支持非常感激。病区医生也感到自己的努力得到了赏识，感到宽慰。

一个人是否会生病取决于压力因素和保护因素之间的交互作用。保护因素能抵消孩子发育过程中的负性体验，强化情绪的弹性。由于大脑中神经元的联接与生命前三年中孩子的抚养和社会化经历有关，大脑发育中的缺陷也能通过这种办法被弥补。

在研究健康的发育（*健康机理*）时，安东诺夫斯基（Antonovsky）（1987）发现即使在一些困难的生活处境中，如亲密的人去世、意外事故、或情感危机，一个人也能保持躯体和心理的健康或重获健康。通过研究大屠杀幸存者，安东诺夫斯基坚信健康机理依赖于*心理一致感*，也就是说有压力的生活事件可以被理解和管理，并变得有意义。安东诺夫斯基认为*心理一致感*是一种基本的、保护生命的资源，这是人们在应对和克服困难过程中发展出来的。*资源的激活*是指患者在掌控自己生活和人际关系时所具备的积极的个性、能力和动机。

*心理一致感*包括以下能力：

- 把有压力的事件体验为可理解的（*可理解性*）
- 管理这些事件（*可管理性*）
- 赋予这种压力含义和意义（*有意义感*）

表基因

心身之间的联系在基因活动的调控中也得以发现。经验证明，心理障碍和心身疾病和问题的发生通常是因为人际关系经历影响了某些神经生物相关的基因活性，并可能改变表基因的类型，如基因的长期可读性。这也同样适用于长期负性关系体验和创伤。DNA 序列保持不变，然而基因的活性明显发生改变。因此，大脑和其他器官的功能可能受到影响，诱发心身疾病。

　　研究证明成瘾、抑郁和某些类型的行为与神经生物相关基因的表基因修饰是相关的。初步证据认为这些表基因的改变也可以具有遗传性。尤其是，动物实验发现那些受母亲照料很少的幼崽，它们的后代中糖皮质激素受体基因的调控序列甲基化程度是增加的。甲基化意味着一段DNA序列的激活受到了抑制。在包括海马在内的一些对学习和记忆很重要的脑区，发现了这种甲基化程度的增加。这一变化使受影响的神经细胞产生较少受体分子，而提高了动物的应激反应。即使是成年之后，受影响的幼崽也更焦虑，且更容易变得不安。这一影响持续一生。早年环境影响和人际关系经历，尤其是创伤性经历，能改变表基因结构的调控，这一点是明确的。

文化方面

　　见第四章"传统医学与心身医学"

参 考 文 献

Antonovsky A. The salutogenetic perspective：Toward a new view of health and illness. Advances. 1987；4：47-55.

McEwen BS. Protective and demaging effects of stress mediators. New Engl. J Med. 1998；338：171-179.

第二章
初级医疗中的心身医学

费长青

心身医学的理论基础是生物心理社会模型体系（Engel，1977）。这一体系描述了在每个疾病中都涉及生物、心理和社会因素之间不同程度上的相互作用。在很多西方国家，对医学生和医生的培训都包括关于识别心理和心身疾病或问题、提供咨询和情感支持以及提供转诊到专业人士的基本知识。心身方法的目标是在不同临床专科之间建立桥梁以克服心-身二元论；同时，无论治疗的原发病是什么，应理解在每位患者身上生物、心理和社会因素相互作用的重要性。这些目标意味着需要有对生物、心理和社会亚系统及其相互作用的整体观念和知识。心身方法专注于医患关系和在诊断和治疗患者中的整合策略。对其他临床医生进行教育和培训，使医疗中的心身方面整合到他们的日常工作中，已经成为培训和科研工作中被广泛接受的重点。

初级医疗中的心身医学主要受到效法巴林特（1964）工作方法的精神分析师和内科医师的影响。巴林特工作方法强调心身的整合和医疗模式的整体观。

这种整合生物心理社会治疗包括以下优势：

1. 体格检查被整合进接诊时间。从患者呈现主诉开始，医生同时评估躯体和情绪问题。最终，躯体和心理社会问题同时体现在诊断和治疗中。

2. 很多患者如果被转诊到精神专科医生后可能会感到尴尬，而在初级医疗中谈到精神或人际冲突就不会这样。

3. 初级医疗中的谈话通常发生在长久的充满信任的医患关系背景之下。这种关系已经被证明是治愈进程中的重要因素。治疗整个家庭的医生通常会熟悉家庭里的冲突和过去的危机。而当一个新的冲突或症状出现的时候，它能被置入个体化的背景中得到理解。

参 考 文 献

Balint M. The doctor, his patient and the illness. 2nd ed. London: Pitman; 1964. (3rd
    Millennium edition: Edinburgh: Churchill Livingstone; 2000).

Engel GL. The need for a new medical model: a challenge for biomedicine. Science. 1977;
    196: 129-136.

第三章
在初级医疗中进行心身医学培训的目标

费长青

初级医疗中心身医学的四个目标技能包括：

1. 通过心理社会史，识别有压力的情绪、精神障碍和冲突。

2. 促成医生、患者及家庭成员间形成有益的联盟；这一技巧也包括识别可能来自医生、患者或家庭成员方面的阻碍，并强调共情和敏感的核心技能。

3. 提高患者解决问题的技能，包括提供自助小组的信息、支持对负性生活事件（如严重疾病、丧失、分离或离婚）的管理以及避免不必要的药物治疗、诊断程序和手术。

4. 激励或转诊患者进行心理治疗。这一领域的更多技能包括在咨询和个案管理时与心理治疗师和其他心理社会服务者之间的合作。

目标技能 1：疾病类型

教学中对精神疾病的选取取决于其在不同国家的发病率。以下疾病被认为是重要的：①不同类型的抑郁障碍；②焦虑障碍；③躯体形式障碍；④对严重威胁生命的疾病的适应障碍，如癌症和冠状动脉性心脏病；⑤创伤后应激障碍（posttraumatic stress disorder，PTSD）；⑥酒精、药物及网络成瘾。药物治疗方法已经被整合入对每种疾病的教学中。

目标技能 2 和 3：干预措施

基本治疗途径整合了精神动力学方法、认知行为模型、系统家庭治疗和为了建立良好医患关系的沟通技巧（如共情、无条件积极关注以及合拍）（Rogers 1997）。使用认知行为模型的例子包括焦虑障碍中的恶性循环模型以及抑郁中负性思维和回避行为的影响。治疗躯体形式障碍的患者时，患者一向关注器质性病因的归因模式，被逐步扩大到能包括其他类型的疾病观念，患者的注意力也被转移到潜在的心理社会应激源。

医患沟通技能的教授包括学习以医生为中心和患者为中心的访谈技巧、允许患者在访谈开始时有时间谈论、不打断、提开放性问题、使用语言和非语言信息鼓励继续谈论、用自己的话总结以及反馈情感。

巴林特小组是一种理解医患互动的理想方法，其工作的核心就是困难的医患关系。

目标技能 4：与精神卫生专业人员的合作

第四个学习目标包括把患者转诊给精神卫生专业人员以及与精神卫生服务之间的合作。即使在有着高度发达的支持系统的西方国家，这些过程也不是最理想的。初级医疗中的医生在精神卫生体系中发挥着重要的领航作用。他们必须决定心身医学基本照护对患者已经足够，还是应该要求专家的帮助，以及哪个专家最适合来解决这个问题。初级医疗的医生应告知患者需要更多密集的心理治疗和/或药物治疗，应激励他/她接受这一建议，并应将其转诊给适合的医生或机构。

参 考 文 献

Rogers CR. Empathic：an unappreciated way of being. Couns Psychol. 1997；5：2-10.

第四章
传统医学与心身医学

费长青，凯瑟琳·阿博，哈米德·阿夫沙尔·赞贾尼，法尔扎德·戈利

中国传统医学

中国传统医学（中医）是最古老的治疗体系之一。中医的主要原则起源于哲学基础，这些哲学思想也促进了道家和儒家的发展。其目标是自然现象能被分为阴和阳。宇宙万物都由五种基本元素构成（木、火、土、金、水），而且宇宙是不断变化并趋于动态平衡或和谐的。这些知识都被用于理解、预防和治疗疾病。

中医包括草药、针灸、艾灸、推拿按摩、食疗和身体锻炼（如太极拳）。据估计，中国40%的卫生保健基于中医，在农村这一比例则更高。每个城市都有中医医院，而且有计划使每个区县也都有一家。95%的西医医院都有中医科，其中大多数都有病床。患者在门诊可以选择中医或西医治疗。西医医院的处方药物中约40%是传统药物。草药的使用是最频繁的，其次是针灸（Tang 等，2008）。

当阴阳或气血运行受扰，或由个人因素（如悲伤、大喜或生活方式）和环境因素（湿、热、寒）致脏腑不调时，就会发生疾病。治疗的目标是驱除或抑制病因，进而恢复平衡。

中西医结合曾在中国和西方国家被广泛推广和研究。结合的目的在于最终联合这两个体系。目前，结合主要在医生接受两种培训并能用两种方法治疗患者这一层面。如，中医学校超过三分之一的培训是西医的，而西医学校也提供一些中医的培训。

尚需研究来证明哪些疾病最好采用哪种治疗方法。在中国，西医常被认为在治疗急症或病因学明确的疾病更有效，而中医在调节免疫、慢性疾病或病因学不明的疾病方面更有效。

中医的心身理念

中医对身体和心理持整体观念，并且接受情绪常常有躯体表现。这与现代心身方法是一致的（Tseng，2001）。心守神明，肝控制灵性，肺控制动物灵魂（运动和感觉），脾控制思虑和才智，肾控制活力和意志。

当精气集中在心时，能创造出喜悦；在肺是忧伤；在肝是愤怒；在脾是担心；在肾是恐惧。因此，各种情绪被认为是内脏器官受扰动而产生。与这一医学知识一致，日常生活中人们也使用很多器官有关的说法，如"肝火旺"，"发脾气"，"心急"，"肝火"，或"肾虚"来表示情绪状态。

中医在治疗心理和心身症状时具有一些优势：

1. 患者更喜欢对他们的疾病持整体观念，而不是区分躯体和心理的病因。

2. 即使患者意识到心理社会压力可能是潜在病因，他们宁愿选择一个更躯体取向的方法来描述和治疗他们的症状。

3. 患者期待医生能询问他们的躯体症状、体格检查和把脉。当医生询问他们疾病中的心理社会方面时，他们则会感到不适。

阿育吠陀医学

"阿育吠陀"一词来源于印度梵语，由*阿育*（生命）和*吠陀*（知识）组成。阿育吠陀主张人类健康和疾病是身体、精神、情绪和灵性各方面交互作用的整体观念（Kutumbiah，1962）。

不同性情或称为督夏（*Doshas*）的主要能量被分为：

- *瓦塔*（*Vata*）（风，空气和太空），移动的概念
- *披塔*（*Pitta*）（火和水），火和代谢的概念
- *卡发*（*Kapha*）（土和水），结构的概念

在健康的机体中，督夏应处于和谐平衡状态。医生通过脉诊和患者的星象占卜来判断其目前督夏之间的关系。为了恢复督夏的平衡和排出蓄积的废物，会使用特定的清除程序（帕奇卡玛排毒疗法）。这一排毒疗法包括禁食、洗浴、灌肠、呕吐和放血，也包括按摩、瑜伽和呼吸锻炼、颜色和音乐治疗，以及使用阿育吠陀药物。

阿育吠陀医学的目的在于通过尝试理解疾病的起因和消除不健康习惯来预防严重疾病。通过对包括脉搏、尿液检测、舌头和眼睛的检查在内的全身检查而做出诊断。

阿育吠陀医学包括一种特殊的营养学。食物被认为是给督夏的信息。理想条件下，这一信息被转化为*活力素（Ojas）*。活力素是一种不可触的精华物质，而积极的体验也会产生它。活力素能加强身体的自然抵抗力，并联系起身和心。

疾病被分为三类：躯体的、意外的和精神的。*躯体疾病*来源于身体的异常状态。*意外疾病*由身体经历的幽灵、毒药、风、火和暴力而产生。*精神疾病*则由未被满足的基本情感需求引起。显著的愤怒、悲伤、恐惧和焦虑都是精神失衡的表现。情绪压力被很明确的认为是致病原因。除了草药和药物治疗以外，阿育吠陀医学还具体描述了对精神障碍的心理治疗技巧。

精神健康被认为是生命中不可或缺的一部分。另一个根深蒂固的观念认为与亲密的人之间的情感纽带、爱和感情在治疗精神障碍中与医生和他们的治疗方法同样有效，甚至更有效。

阿育吠陀的部分理论和一些药物制剂可能来源于希腊医学。在柏拉图理论体系中，健康基于*灵气（Pneuma）*（空气或*瓦塔*）、*胆汁质（Chole）*（胆汁或*披塔*）以及*黏液质（Phlegm）*（黏液、火或*卡发*）三元素之间的和谐平衡。另一方面，希腊医学也影响了盖伦-伊斯兰医学。

阿育吠陀随着吠陀梵语文化的衰落而几乎完全丢失。只有斯里兰卡至今仍在持续使用。斯里兰卡是唯一一个将阿育吠陀医学作为完整医疗体系而提供政府资助的国家。阿育吠陀医学也仍在印度医疗体系中发挥着作用，虽然程度较小。在很多西方国家，阿育吠陀也被用作替代和补充的医学。

伊朗的伊斯兰医学

伊朗的传统医学有三个流派：循道派、经验派和教条派。*循道主义者*关注症状学治疗，而不在意病因和病理。*经验主义者*认为管理计划应通过经验和实际观察来获取；他们强调以疾病为导向的方法，相信对一个患者证实有效的治疗方法也对其他有同样疾病的患者有效。这一流派是现代生物医学的先驱。*教条主义者*则认为虽然感觉和体验是事实，但它们必须通过思维和类比来获得。与经验主义者不同，教条主义者并不认为管理计划可以推广到同一疾病的所有案例中。除了症状、体征和疾病分类学，教条主义者还在管理中认真记载疾病体验、个人差异、体液和心理状态、家庭支持及职业和环境情况（Ibne-I Hindu，1989）。显然，这种方法是心身医学的前身。

伊朗的传统医学基于尤纳尼（Unani）医学（传统埃及希腊阿拉伯医学），并由中世纪伟大的医师所发展，如拉齐（865~925）、伊本-西纳（阿维森纳）（980~1037）和乔贾尼（1042~1137）。如同大多数综合的传统医学体系一样，它依赖于非局部的自然力量和性质（体液）之间"平衡"的概念（Bannerman和Bannerman，1983）。疾病被定义为内外力量失衡的结果。这种方法中的治疗也并不集中于移除或改变局部病原，而是围绕管理身体和环境的自然力量而形成。

这种治疗系统中并不存在身体和精神疾病的二元论界限，而且两者同时被作为自然力量的系统性失衡来分析对待。精神只是躯体的功能，它能独立发挥作用，也在某种程度上是自发的。

伊本-波特兰（2003）的"健康日历"就是这一世界观的典型代表。每个人、疾病、身体部分、食物、药物、精神或躯体活动、时间、地点、颜色以及味道都有自己独特的性情，我们应谨慎地引导这些自然力量进入我们的生命，以保持和促进这些力量的动态平衡。

伊朗的传统医学认为为了保持和促进精神健康，应该首先识别大脑的性情，其次是疾病的性情，然后就可以管理健康状态。例如，一个有着湿热大脑的人容易患头痛和梦魇。他们并不愚钝，能睡得深沉而长久，他们对获取和保留信息感到困难。因此，湿热的食物、药物和天气使这一趋势得到共振。除此以外，这一体系中每种疾病都有自己独特的本性（Ibn-e Botlan，2003）。例如，一个正常的平衡的大脑被认为可以产生两种主要变化：焦虑-不安和抑郁-虚弱；第一个由大脑过热和/或干燥引起，第二个由大脑过冷和/或潮湿引起（Jorjani，1966）。

恐惧症、担心、冲动和偏执表明大脑过热，我们应通过冷性食物、饮品、药物、精神和躯体活动来控制这一情况。我们诊断大脑性情的方法之一就是分析梦境。例如，梦中主体颜色表明主体体液；红色谱系由多血质引起，黄色谱系由胆汁质引起，而白色谱系由黏液质引起。

非洲宗教和灵性治疗

在大多数非洲社会中，治疗除了包括减轻个人疾病，还包括修补其群体内部或之间的存在的社会分化。健康被传统地定义为人类与自然环境之间、人类与祖先之间以及人类自己内部和谐的关系。

社会世界（包括灵魂和生命）和物质世界联合组成更大的宇宙。如果这种和谐状态被打破，则被认为是祖先对错误或不当的社会行为的恶意干扰或制裁的结果。虽然大部分非洲人已经皈依伊斯兰教和基督教，但是这两种信仰已经被同化到非洲文化之中了，很多非洲的基督信徒和穆斯林也仍保持着传统的信仰。此外，非洲文化活动包括了本土信仰的元素。因此，传统非洲的宇宙观和信仰仍然对当今的非洲产生重要影响。灵魂的力量仍然在精神障碍的病因和治疗中发挥着至高无上的作用。人们通过理解灵魂，而在创伤性经历后重新找回他们生活的意义和平衡感（见创伤后应激障碍章节）。如，抚慰灵魂就是矫正过去的错误和重新恢复健康的一种机制。

宗教/灵性的治疗可以对医疗工作者的医疗工作和自身健康有益：

- 开放的祈祷（全基督教祈祷）：可以在每天早上正式治疗开始前，在候诊室与患者一起举行。
- 个人反思（对私人生活、他人的生活和自然）
- 促进人道主义服务（回馈人性）
- 允许自我宽恕
- 接受某些问题是超出你能力之外的，你需要把他们交给"更高等的存在"
- 采用某些灵性仪式/惯例，如唱歌和舞蹈
- 从事身体锻炼和自我照料
- 促进自我实证、自我效能和自我实现

对本土治疗方法的态度

有些医生把民间治疗只当作是"迷信的"和"原始的"，并认为这种过时的方法应该被阻止或禁止。有的医生则认为民间治疗是有趣的学术研究对象。他们想研究所使用的治疗性元素以及为何这些超自然取向

的治疗在某些群体中仍然受欢迎。还有的医生或社区卫生工作者认为由于社区专业人员的短缺，应该支持这些"民间"治疗的存在（Tseng，2001）。世界卫生组织和联合国儿童基金会1978年在哈萨克斯坦的阿拉木图对初级卫生保健做出联合声明，对本土从业者的积极作用给予了国际认可。任何被证明对来访者有帮助和对社区有用的民间治疗方法，都应得到临床医生和行政官员的支持和鼓励。应当鼓励本土治疗者和现代临床医生的合作，从而为社区提供最佳精神卫生服务。

文化责任

每位医生在处理来自不同文化背景的有情绪问题的患者时，都应该是"在文化上负责的"。文化责任起始于文化素养，也就是与来自不同文化背景的人一起工作的能力。文化责任的含义又超出了文化素养和为我们看待文化的方式负责任的范畴。它意味着来自所有文化背景的人都可以一起有知识有意识地互相尊重而有效地工作。它包括态度、行为、技巧、政策和程序。

文化责任可能包括：

● 理解和/或学习你所接触的文化群体

● 在卫生服务和基于文化的社区组织或其他服务于特定社区的组织之间建立连接，认可社区文化组织和领导者的经验和特长

● 用能被患者理解的语言，提供有益、适宜的信息

● 认识到文化、医疗或卫生服务的作用

● 在管理和治疗精神障碍时考虑到信仰和灵性的重要性

● 在管理和治疗精神障碍时考虑到扩大的家庭体系

● 看到超出文化或其他界限之外的整个人

● 有大局观，认识到很难把精神障碍与更大的问题（如贫困和缺少住所）割裂开对待

结论

所有医疗传统都有它所起源的宗教世界观，其中，神拥有力量向人类施加疾病。在公元前5世纪，希腊医学试图基于自然规律来理解疾病。四元素和四体液学说得以创造，并随后发展出独立的医学科学。所有生

命都基于四元素或基本物质之间同等的互相关联：火、水、气和土。任何生物和整个宇宙也是由此构成的。中医、阿育吠陀、波斯伊斯兰医学都显示了这种整体观。显然，这种深远的跨文化的传统之间的相似性已经超过了两千年。此外，医学科学与生活中社会经济情况以及人们如何看待生活紧密相关。正如文树德（Paul Unschuld）在他的书《医学是什么？西方和东方的治疗方法》中所解释的那样（Unschuld，2009）。

数千年来，各种文化中对上帝、我们的祖先以及恶魔的力量的认识在很大程度上决定了人类的行为。这种思维方法过去是鲜活的，而且现在也并存于现代生命科学的发展中。

如今，很多整体医学的理念在西方国家的家庭治疗和民间医学中得到体现。大学中有为自然疗法而设的科系。其他更多研究项目还可见于顺势疗法和一个基于宗教世界观的独立治疗方法如人智疗法。

参 考 文 献

Bannerman IARC, Bannerman RH. Traditional medicine and health care coverage: a reader for health administrators and practitioners. Geneva: World Health Organization; 1983.

Ibn-e Botlan B. In: Yosefi GH, Editor. Taghvim al Sehat. Tehran; 2003. [farsi].

Ibne-I HinduAF. In: Mohaghegh M, DaneshpajuhMT, editors. Miftah al-Tibb wa-Minhaj al-Tullab. Tehran: Mc Gill University in collaboration with Tehran University; 1989. pp. 33-48.

Jorjani SE. Al-Aghraz al Tibbia val Mabahess al-Alaiia. Bonyad-e Farhang-e Iran, Tehran, 1966. [farsi].

Kutumbiah P. Ancient Indian medicine. Calcutta: Orient Longmans; 1962.

Tang JL, Liu BY, Ma KW. Traditional Chinese medicine. Lancet. 2008; 372: 1938-40.

Tseng WS. Handbook of cultural psychiatry. San Diego: Academic press; 2001.

Unschuld PU. What is medicine? Western and eastern approaches to healing. Berkeley: University of California Press; 2009.

第二部分
初次接触——基本干预

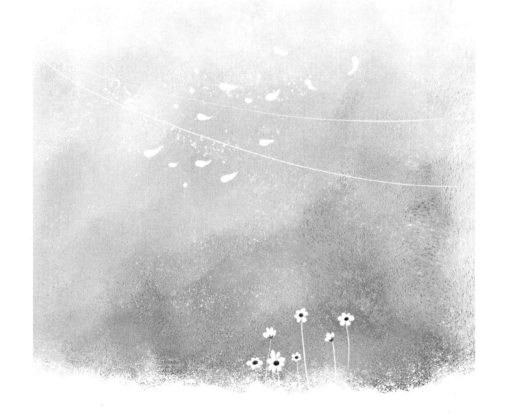

第五章
医 患 关 系

费长青，凯瑟琳·阿博，格特鲁德·弗拉姆，索尼娅·迪亚兹·蒙萨尔韦

　　医生和患者之间值得信任的有助益的关系构成了所有医学治疗的基础。医生是唯一常规而频繁地与冲突、恐惧和需求打交道的人。这些冲突、恐惧和需求，作为躯体或精神疾病的结果或原因，困扰着所有年龄段、社会阶层和民族的人。医患关系的质量是治疗成功的决定性因素。比起缺乏人情味、一本正经或仪表不洁的医生，共情、举止自信和提供易懂信息的医生可实现更好的治疗结局。

　　每位医生都有过这样的经历：他/她自身比某种药物对患者更有益处。把医生自己作为一种药物的知和行是与患者打交道中的重要任务。医生试着理解患者的行为如何影响了他/她的反应，反之亦然。注意力需要同时关注到处理患者、医生自身的情绪反应及其对自己行为的影响。这并不简单，需要耐心、专注和持续的培训。医生自身在很大程度上推动着患者是否能敞开心扉谈论自己，还是比较退缩，只对问题提供寡言少语的答案。

医患关系的形式

　　由于角色不同以及医生所具有的知识储备和培训，医生和患者的关系在核心上是不对等的，也将保持不对等。医学的快速发展强化了这种不对等，但是新的信息资源（网络）和受教育水平较高的患者使这种不对等性得到弱化。因此，医生需要高度灵活，并必须对每个患者保持敏锐的感觉。

家长式模式

家长式模式来源于希波克拉底思维。即，医生凭借其（家长式的）权威，为（那些被认为没有能力的）患者做决定，为了患者的益处着想，并据此行动。在这种模式下，医生被当作医疗专家，知道什么对患者是最好的。他/她违反了患者的自主性，坚信这么做是对患者有益的。

在医生和患者的对话中，医生决定将要谈论的话题。访谈用于询问那些不能通过检查直接观察到的诊断标准。访谈集中于躯体上的异常发现。通常，主诉是通过封闭或标准式问题来记录的。在这种模式里，医生在治疗患者时可能得到最优科学标准的最佳指导。他/她贡献自己的专业知识，并在此基础上提供治疗建议。患者只是被告知对所发现异常的治疗方案。默认患者都是会遵从医嘱的。

案例学习 "36 岁的患者在心内科急诊讨论检查发现"

A：根据检查发现，这是重度主动脉瓣狭窄，绝对需要几周内就手术治疗。我已经安排你 2 月 13 日来外科住院。同时，请避免一切体力活动。继续服用你的药物。术后，你将在重症监护室度过一段时间。当情况稳定后，你会被转到普通病房。随后，我们会需要康复治疗。

这种方式有优势，但也有劣势（列于表 5.1 中）。

表 5.1　家长式模式的优势和劣势

优势	劣势
通过封闭性问题，诊断是简单而可靠的	只关注躯体疾病，而忽略额外的诊断或其他重要的信息
通过额外信息，避免了摩擦	患者缺乏依从性。有的患者只有在感觉自己被当作人而不只是一个生病的身体来看时，才能建立起信任
通过明确诊断，患者很快得到最佳治疗	
适合那些期待家长式医生，并且来的时候就对医生很有信心的患者	

服务或消费者模式

医疗卫生变成了一种服务。根据这种说法，医生被看作服务提供者，而患者是消费者。在这一模式里，医生是专家，而患者持有决定权。医生的作用被限于提供给患者必要的信息，并执行患者所做出的决定。由于医生对治疗负有责任，仍然需要注意医学科学的原则。医生并非必须执行"患者作为消费者"可能做出的所有决定。

就诊中，患者的满意度是至高无上的。患者的态度总带有不信任的色彩，医生则希望通过友好而专业的建议来克服这一点。由此，医生满足了患者对自由、独立、充分知情、被尊重和关注的需求。患者有权利提出要求，但是即使在他们言过其实的时候医生也应保持友好。

> **案例学习**　"61 岁有重度主动脉瓣狭窄和主动脉瘤的患者"
>
> 　　A：我能看出来您并没有为必须做手术的消息感到紧张。我能保证我们会最专业最认真地进行操作。然而，将要做的这个手术还是需要您承担较高风险。
>
> 　　P：安排在 3 周之后的手术太早了。我还在出差旅游，并希望随后能度假休息。我们能重新预约晚一些的手术吗？
>
> 　　A：这很困难，因为根据检查发现，手术应该尽早完成。当然您可以等，同时我们通过药物降低一些风险。但是，您还需要承担非常高的风险。

这种模式的优势和劣势见表 5.2。

表 5.2　服务模式的优势和劣势

优势	劣势
患者满意；患者可以谈论与疾病无关的事情	有执行不符合适应证的治疗的风险
医生在更大程度上满足了社会需求	常常医生需要对抗患者的意愿，做出不愉快却必要的决定。患者可能转往另一位能满足其愿望的医生
很少有依从性不好的问题	很多患者期待情感投入
对自主性有强烈需求的患者对这种类型的关系感到满意	

伙伴式模式

伙伴式模式基于平等双方的合作努力。只有两方一起合作、互为补充的时候，治疗才能取得成功。患者作为能自主做决策的成熟的人而受到尊重（自主性原则）。医生是专家。医生的任务是告知患者，使其能做出合理的决策。在这种模式里，患者可以、可能、也应该在与医生的谈话中提出自己的问题和立场。他们一起工作，找到最佳解决方法（共同决策，见注释）。患者在完全意识到后果的情况下，有权利拒绝任何治疗。医生必须接受这一点。在协商过程中，医生和患者对所有的决策是共同负责的。即使某一方或双方有一些不同的愿望，或认为某种方式更可取，他们对决策也是共同负责的。

案例学习　"冠状动脉旁路移植术"

A：我告诉了您结果，现在想听听您的想法，以及您是否同意我们同事的决定。

P：一时间我对于马上要接受手术了还是感到很震惊；我希望能有更多的时间。

A：是的，我看出来您对结果很意外，您必须马上适应这个情况。我很愿意再向您解释一遍早期手术的好处。

P：您请说。

伙伴式模式的优势和劣势见表5.3。

表5.3　伙伴式模式的优势和劣势

优势	劣势
患者负责任；避免了依从性差的问题	如何告知才能使患者承担责任是有困难的任务
医生的压力得到释放，因为他/她不必对困难的伦理问题做决定	获取病史需要很长时间；得不到报酬的额外的工作需要医生的理想精神
建立信任之后，随后的治疗被缩短了	
在长期随访的患者中尤其有用	

共同决策的目标是原则上平等的两方做出共同支持的决定。为了实现这一点，双方必须有意愿达成一致，分享相关信息，并愿意做出和接受决定。

对患者而言获得以下信息很重要：

- 疾病相关的基本信息
- 了解预后的信息
- 理解检查和治疗过程的信息
- 评估检查和治疗结果利弊的信息
- 获得支持的方法
- 避免并发症的方法

医生可以让患者用他/她自己的话来解释自己的决策。可以使用支持性的图片来提供可视化信息并澄清风险。

每位医生在个人职业身份中多大程度上使用以上模式是他们自己的决定。伙伴式模式要求医生高度灵活，并能够倾听。心理或社会问题常常通过迟疑和变相的方式被表达。如果医生没有注意到患者的线索，患者的心理问题就更加容易被忽视。如果医生选择走更灵活对待患者这条更困难的路，那么将通过患者更感激和自身职业满意度更高而得到更长远的回报。

易犯错误

- 在使用模式的时候，个人的自身期待可能过高。所描述的态度都是理想情形下的，现实中很难一一匹配。因此，去试验这些模式吧。
- 患者同时有对自主性的期待和对信任、安全的期待，而医生只考虑了其中一方面。

文化角度

概论

虽然在很多西方国家，家庭医生是第一个联系人，他们会在必要时将患者转诊给专科医生，但是"逛医生"仍在世界很多地方发生。当患者不满意的时候，他们可能更换医生或同时咨询很多医疗工作者。然而这样并不能促进可持续的医疗照护，甚至可能导致误诊。根据文化背景不同，患者对被推荐的治疗有不同的态度。医生应该反思自己和患者的价值体系，以便应对可能出现的分歧。

亚洲

美国以合作性医患关系为主，主要基于其个体性、自主性和服务的价值观念。相反，在很多亚洲国家，医患关系是根据等级关系的模式构筑的（Nilchaikovit 等，1993）。在这里，医生是高尚的权威人物，照料患者并为其利益负责。作为回报，医生接受患者的尊重和遵从。如果由美国的医生来治疗亚洲的患者，可能因为不同背景下的不同模式而导致文化上的误解。例如，从患者角度而言，如果某些特定的预期没有实现，患者很可能不会直接告诉医生。而是表现得不依从，那么医生可能甚至认为其有被动攻击性。通常，治疗被提前终止，患者开始"逛医生"。

拉丁美洲

在拉美国家，医生和患者之间的互动具有强烈的口头传统的特点，这一特点根植于当地原住民的口头文化。这种传统对所有行业的口头互动都有高的期待和要求。因此，医生被期待有高的共情水平；例如，如果医疗人员在告知某种疾病的时候太过客观、直接或生硬，就会被认为是粗鲁的。对贫穷、受教育程度低的人来说，医生仍然被当作不可置疑的有更多知识的人，也被认为是被赋予了一定的超能力来处理所有躯体和精神健康问题；在这里流传着医生说的都是"对的"这样一种信念（Garrafa 和 Albuquerque，2001）。

私人和公立医疗体系　医患关系也受到医疗体系类型的影响。这里主要有两种体系：私人的和公立的。公立医疗是指对所有人免费的医疗保健。这使公共系统负荷过重，而造成公立医疗质量上的严重缺陷，从而促进私人医疗的快速发展。例如在巴西，私人医疗已经覆盖25%的总人口。证据表明两种体系都因时间紧张和工资低而使医务工作者置于压力之下，促使医生对每位患者所花的时间不断缩减。因此，在主要依靠口头交流的文化中，这种情况造成了一定的不满，并显著影响了医患关系的质量。

新媒体　患者很容易获取到信息，使得越来越多患者来到医生面前时已经几乎自我确诊了自己的健康"问题"是什么，还已经决定了他/她所认为必须服用的药物。当实际上并没有必要开具药物或者医生的诊断和患者所认为的不同时，医患关系常常变得紧张。

非洲

家长式模式　在乌干达，很多障碍的存在使得临床医生只能使用一种模式，即家长式。乌干达主要的医疗保健体系是西方或现代医学；所培训出来的医生也对健康和疾病有着西式的观念，然而患者对健康和疾病有着文化特异的观念或信仰。当医生和患者对问题有着不同看法或观念时，任何给予患者权力的模式都会受到破坏；而主流医疗保健体系更青睐西方受训医生的观点。

这里的健康知识和受教育程度普遍较低。相比于可能贫穷、受教育水平低和社会地位差的患者来说，医生处于高高在上和富有权力的位置。因此医生被认为是"无所不知的"。任何企图授予患者权力的尝试都会碰到诸如此类的回答"医生，您是唯一知道情况的人"。传染性疾病带来了沉重的负担，如艾滋病、疟疾和其他寄生虫性疾病、肺炎、痢疾、结核等，而医生数量极其有限，这持续使得医生跟患者关系中除了家长式以外别无选择。

在集体社会中，心理活动中缺少个体性，更少关注个体的人权，并倾向于取代患者的自主性，例如，妻子最好等待丈夫做出影响她自己健康的决定，否则甚至整个部落都会有流言蜚语。

参 考 文 献

Balint M. The doctor, his patient and the illness. 2nd. edn. London: Pitman: 1964. 3rd Millenium edition, 2000. Edinburgh: Churchill Livingstone; 2000.

Garaffa V, Albuquerque MC. Enfoque bioético de la comunicación en la relación médico-pacienteem las unidades de terapia intensiva pediátrica. Acta Bioeth. 2001; 7（2）: 355-67.

Nilchaikovit T, Hill JM, Holland JC. The effects of culture on illness behavior and medical care: Asian and American differences. Gen HospPsychiat. 1993; 15: 41-50.

第六章
医 患 沟 通

费长青, 阿克塞尔·施魏克哈特, 格特鲁德·弗拉姆, 索尼娅·
迪亚兹·蒙萨尔韦, 哈米德·阿夫沙尔·赞贾尼, 法尔扎德·
戈利

　　患者的合作程度以及随后治疗的成功或失败都依赖于医患关系的
质量。医生最重要的诊断和治疗方式就是医疗访谈。一位医生在职业
生涯中对患者及其家庭大约进行 20 万次访谈。在很多专业, 医生高达
三分之一的时间用于访谈。而百分之七十的诊断可以根据访谈病史
得出。

　　本章节第一部分将讨论患者为中心和医生为中心的访谈的基本内容。
第二部分, 将通过使用生物心理社会史的案例和处理有攻击性和苛求的
患者来呈现和应用这些访谈技巧。

患者为中心的访谈

主动倾听

　　是以患者为中心的访谈中最重要的方法。医生扮演倾听者的角色,
但绝不是被动地。医生的注意力集中在患者认为有关的内容上。医生也
是主动的, 因为他通过使用聆听的信号 ("嗯", "是的") 和姿势来表
明他正在跟随患者的讲述。这种方式被推荐用于访谈的初始部分, 尤其
在令人动情的情境下, 或者患者自己谈起心理社会压力时。

　　表 6.1 列出患者为中心访谈的技巧, 接下来也将进一步解释。

表 6.1 患者为中心的访谈

转换到患者为中心的访谈
让患者结束谈话
使用开放性问题
停顿
鼓励患者继续谈论
转述
总结谈话内容
反馈患者的情绪

让患者结束谈话，给他空间

研究表明医生常常在 15~20 秒后就开始第一次打断患者。常常第一个开放性的问题（如"您怎么啦?"）提示患者有说话的空间。如果医生让患者自己结束他在说的内容，随后可以发现患者更配合，说的内容更简短，并只谈论相关的事情。在一次访谈开始时患者说话的平均时间是 92 秒，而 78%的患者在两分钟内会停下来（Langewitz 等，2002）。

开放性问题

开放性问题是指那些不能用简单的是或否回答的问题。通过使用开放性问题，医生给予了患者空间和信号，表明他对患者的观点很感兴趣。然而，如果患者不知如何表达，使用封闭性的问题来帮他是有意义的。在问出开放性问题后，不需要额外的问题或解释，因为它们反而会限制了支持性、患者为中心的作用。

停顿

研究发现约 3 秒钟的短暂停顿是有效的。在短暂的沉默停顿时，患者回想起他们可能忘掉的想法。如果患者想补充一些内容，停顿允许他可以继续谈论。患者可能表达那些他/她在犹豫是否启齿的想法。停顿时，医生通过聆听者的信号（"嗯"，"是的"）和姿势进一步强调了自己在倾听患者，并想给他机会继续谈论。可能有的人担心停顿被理解为能力不够，恰恰相反的是它发挥着调剂解围的作用。能够短暂地思考一些事情是很让人愉快的。医生也会显得感兴趣、冷静和确定。

案例学习　"停顿"

医：您简单提到工作中的压力，您能跟我更多说说这一点吗？

患：嗯，是的。问题在于公司现在状态并不可靠。而且现在必须迅速处理一个大型的产品召回行动，以预防更多伤害。这意味着我们必须加班工作；而这让人很消耗。

医：嗯…（3秒停顿）

患：…说实话，我真的坚持不下去了。我早上难以起床，晚上难以入睡。还经常跟我的妻子争吵。我不能责怪她。当我晚上回家的时候，我总是很易怒，而且没有精力做更多事情了。实际上，我应该休假一周，但是眼下看来不现实。

鼓励患者继续谈论

当患者犹豫的时候，非言语信号如点头能间接鼓励他继续谈论。目光接触也表达着关注和兴趣，并鼓励患者继续谈论。面向患者的姿势强调着医生的存在。一些短语可能鼓励患者谈论，如"嗯"或"啊，是的"。

转述

转述是指使用自己的语言重复患者说过的内容。医生站在患者的角度，集中在患者所说的最有关的内容上。在谈论情绪或私人话题时，使用转述是很好的支持患者方式。而提问更可能打断了对话。转述常常带给患者新的观点，并可以得出让人意外的解决方法。

案例学习　"转述"

患：我们可以推迟下一次化疗周期吗？

医：您是想要更长的间隔吗？

患：是的，您看是这样的：我的妹妹住在美国，她将要来探望我们两周。我眼下不能去看她，药物让我太疲惫了。她来的时候，如果我还是这样的话就太傻了。

医：啊，是这样，当您妹妹在这里的时候，您不希望被药物妨碍？

患：是的，就是这样。实际上，我不想让她太意识到我病了。我是说，她肯定是知道的，但是她不应该被迫面对这件事。

医：嗯，您不想让妹妹把您看作病人。

患：是的，我不想得到她的同情或者什么。您看，我年纪比较大，当她需要我的时候我总是在那里。

医：好的，我理解了。您不希望得到妹妹的同情和帮助。

患：是的，如果她帮我一点还可以，但是不要同情。

虽然第一次转述集中在治疗上，但是在后面的转述中医生表达了患者的压力和个人背景。这反映出患者对妹妹的拒绝这一背景。通常，患者自己会找到新的解决途径。否则，医生可以帮助他们。

医：您能想象告诉她您不想被同情吗？

患：实际上我的想法很傻。我还足够坚强来面对我妹妹的同情，我也能告诉她不希望她来同情我。

总结谈话内容

转述的时候，医生只选择信息中最重要的部分，而总结则包括对话中大部分内容。医生用自己的话来总结自己理解的内容。患者之后可以补充被遗漏的信息。这样可以使医生和患者达成一致。医生检查他是否理解了患者所说的内容。总结谈话主要内容也是一种适合转向讨论新话题或宣布访谈结束的方式。这种方式也是以医生为中心的交流技巧。

反馈患者的情绪

反馈情绪与转述非常相似，但反馈主要是针对情绪内容。有时这些情绪是被直接表达的，有时对情绪的反馈则基于观察身体反应或言语之间流露的意思。

案例学习　"反馈情绪"

患：我害怕这是个恶性的肿瘤。

医：您对检查结果很焦虑和担心。

患：我的母亲三周之前遭受了致命的意外事故了。（哭泣）

医：所以当您想起这件事就变得很悲伤。

随后医生等等看患者是否允许自己指出他的情绪。停顿的时候，患者可以重整自己的情绪。一旦医生描述了这种感受，患者就有可能谈的更多或转换话题。

在患者说了一句有强烈情绪色彩的话之后，医生稍作停顿，而不是立即去安慰患者或转换话题是尤其重要的。对患者而言，很重要的是他不会感到被打发了，而是得到了医生的兴趣和同情，他感受到情绪是可以被接纳的。

常见错误
- 常见的错误是给予过多建议。对伙伴式关系而言，涉及医学专业的时候给建议是合理的，然而涉及心理社会问题时提建议就没那么适宜了。

医生为中心的访谈

医生为中心的访谈包括很多结构技巧（表6.2）。这些技巧能使访谈更集中和有效。因此，它们补充了已经讨论过的以患者为中心访谈技巧。

表 6.2　医生为中心的访谈

转换到医生为中心的访谈
透明化
对内容
对环境
对访谈过程
医生为中心的问题类型
打断
超出交流内容的评论

透明化
保持访谈在一定的时间内完成的基本方法是对访谈的内容、时间框架和不同访谈阶段的转换的透明化。转向新的访谈阶段时应该明确强调。表6.3列出提供透明化的重要技巧。

表6.3 透明化

内容的透明化
提供你对这次访谈所计划的治疗步骤相关的信息
提供必要的技术支持信息
告知患者你为何这么做，你在做什么
环境的透明化
指出可能的问题
提供访谈时间设置的信息
访谈阶段的透明化
明确表达你希望得到患者更多的解释还是简单的回答
在患者为中心和医生为中心阶段之间转换时，指出这一点
提前宣布访谈的结论

医生为中心的访谈问题

表6.4列出了构架以医生为中心的访谈中的问题类型

表6.4 构架以医生为中心的访谈中的问题类型

封闭性问题	能用是、否或短句子回答的问题
	允许对特定的信息提问
	"您是否打过破伤风疫苗？"
选择性问题	已经提供了不同的答案
	"流出物是绿色、棕色还是发黄的？"
知识性问题	医生提前询问患者对知识的了解程度，随后可以提供更有针对性的信息
	"您自己是否查找了这么治疗您的疼痛相关的信息？"
观点性问题	针对价值体系
	已经预期到了问题，可能需要确定优先选择
	"您这么看待服药这件事？"
质询性问题	当患者意图不明地提问时
	在回答之前需要更多信息
	通常在攻击性、困难的患者中很有用
导向性问题	被访谈者被给予一个特定答案
	"您肯定不希望再有疼痛了吧？"
	总体上这类问题应该被避免，除非在仔细斟酌之后被认为还是合适的，试图说服患者的
行为性问题	表达要求做某事
	"你能用自己的话再总结一下吗"

案例学习 "质询性问题"

医：在我看来，全身麻醉对您的孩子是适合的，因为她太小了，在局部麻醉的时候很难镇定下来。

患（轻度攻击性）：您会对您自己的孩子做同样的事情吗？

医：我等会儿会回答您的问题；首先，您能告诉我您这个问题的背后有什么含义吗？（质询性问题）

患：我想知道风险是否真的是正当的。您看，如果不是您自己的事情，做出这种决定可能太草率了。

医：我有自己的孩子，也会对他们做同样的决定。但是对我来说更重要的是，您认为有什么风险？（转变讨论的层次）

打断

访谈过程中，为了停在某个话题上时，可能有必要打断一些患者的话。打断通常被认为是不礼貌的，因此必须使用患者能接受的方式，并且之后回到打断的话题上。

打断的四个因素

● *直接打断*

医生称呼患者的姓名，看着他的眼睛，并可能甚至碰触他的胳膊。

● *总结*

医生示意他理解这个话题对患者来说很重要，但即便如此，现在不能继续讨论了。

● *重复访谈目标*

医生重复访谈目标，甚至指出如果访谈结构不能维持将带来的后果。

● *获取同意*

最后，医生询问患者是否同意这么做。如果再发生其他打断，这让医生有可能提醒患者就此已经做出的同意。

超出交流内容的评论

超出交流内容的评论是指对访谈所进行的方式有关的评价。它们有助于构筑访谈结构。

案例学习　"超出交流内容的评论"

医：我意识到我们很快偏离了手术这个话题，但我原本认为那是我们谈话的核心。

患：嗯，是的。我想到这一点也特别紧张。

医：那需要我们推迟访谈吗？

患：不必，总有时候我们必须讨论这个事情。

常见错误

- 很多问题一个接一个地询问。
- 从一个话题到下一个的转换过程不清晰。
- 打断太晚，患者已经明显生气了。
- 使用断言而非观察性的方式表达超出交流内容的评价。

　　根据场合和患者人格不同，访谈的方式可能更以患者为中心或以医生为中心。在医学急症里，医生必须获知当时的总体情况，并通过向患者或陪同人员询问有针对性的短问题来做出倾向性诊断，如"您现在疼吗？您有糖尿病吗？您吃了什么药？"。在情感危机场合下，医生提供给患者情绪释放的机会，用自己的话总结他/她听到了什么，并反馈患者的情感。以下将呈现两种典型的访谈场合，其中平衡的使用以患者为中心和以医生为中心的访谈技巧都是必要的。

访谈场合

生物心理社会史

　　在医院和医疗工作中病史是最常见的讨论形式。医院的急诊室与全科医生的诊室需要不同的采集程序。这里所呈现的阶段是基于医生以往对患者几乎完全没有任何信息的案例，而且没有迫切治疗的需求（如急性疼痛）。根据眼前任务不同，医生不得不选择某些阶段，或者完全忽略它们，而在之后再回到这些问题。

问候

　　问候能给患者留下医生关注他和对他感兴趣的印象。对医生而言，这是职业常规程序；但是对患者而言，预约就诊总是伴随着一些希望和害怕。常见的在医生诊所血压升高的现象就能说明这一点（"白大衣高血压"）。一些简短的小对话有助于建立起第一次接触。对家庭、天气、来就诊的路上等一两句询问能消除陌生感，并以患者及其家庭感到舒服的方式开始给医生提供信息。医生简单的介绍自己和职责也是问候的一部分。

采集病史时患者为中心阶段

患者表达自己想要什么。在患者为中心的访谈中，医生支持患者去表述。医生在这一阶段不应打断，除非有些地方不清楚。在这一阶段，医生接受到主诉、患者生活情况、生活质量以及疾病如何改变了他等相关信息。最终，医生了解到患者自己对如何开始生病、疾病如何维持、有哪些资源能帮他应对疾病等的理解。

> **案例学习 "患者为中心的采集病史"**
>
> 医：您刚提到对您和孩子来说应对疾病并不容易，我很想知道更多关于这一点的情况。
>
> 患者可能有点被激怒了，因为根据他以往的经验医生不谈论这样的话题。他可能这样反应：
>
> 患：我不知道。反正我也没什么能做的。
>
> 医生可以解释为什么他认为这些信息是有关的，并把是否继续谈论这一点的选择权交给患者。
>
> 医：我不知道我们能否做些改变。但是对我来说，您治疗期间承担尽可能少的压力这一点很重要。如果您愿意，您可以跟我更多谈一谈。

心理社会病史

起初在采集躯体导向的病史时，患者可能就表达生活史相关的信息，如童年时患严重的疾病或住院，伴侣的疾病或死亡带来的压力等。这些信息使医生对早期压力与目前主诉之间的关系形成第一印象和猜测：

- 心理社会话题
- 个人疾病史
- 家庭

- 家庭环境：父母的照料方式，情感氛围，与父母的关系，兄弟姐妹间的关系等
- 家族里的疾病，疾病风险，疾病管理和健康行为
- 童年早期成长：特殊疾病，住院等
- 典型的转型期：如上学期间，青春期，搬出父母的家，选择职业，婚姻，退休等
- 目前生活状态，如工作，职业生涯中家庭的变化等
- 疾病应对方式，如积极或消极应对，否认症状严重程度
- 对病因的主观理解

采集病史时医生为中心的阶段

在采集病史时以医生为中心的阶段，医生询问特定的封闭性问题，以尽快获取他作出诊断所需要的信息。常用的病史表单能帮助询问所有必要的问题，并向患者表明访谈方式的转换。

体格检查

即使在体格检查时，医生和患者间也存在语言和非语言交流。体格检查时的接触可能被体验为陌生人侵犯了身体界限，这种感受可能是亲密的和/或尖锐的。比如，在检查腹部的时候，所需要的压力大小取决于当时被检查者的敏感度及对医生的信任程度。患者可能体验到拒绝、害怕、羞耻或疼痛。

> **实用小贴士**　对患者的身体反应的观察和反馈有助于患者放松、建立信任，并感到医生理解他。
> "我注意到您的肚子很紧张。是因为被触碰很不舒服吗？"

计划治疗

计划治疗的目的是和患者一起找到最大程度上能兼顾患者意愿和医疗需要的治疗策略（共同医疗决策）。根据我们的了解，患者的依从性是令人警醒的。在家庭医疗中，只有33%的患者正确服用他们的药物。因此，患者是否能够或者愿意依从治疗是很重要的。

结束

结束阶段起着总结的作用。医生再次总结，提出讨论过的所有话题，并指出要点。在此，患者有机会补充一些重要内容。医生随后决定这些补充内容需要立即得到澄清，还是下一次就诊时再讨论。

常见错误

- 在患者为中心和医生为中心方法中转换时不告知患者。这可能会惹恼患者，或让他感到困惑，因为他不能理解访谈的结构。
- 医生不按时结束访谈。恰在访谈结束的时候患者提出另一个重要的讨论话题。医生谈论了这一点，超出时间框架。

访谈有攻击性和苛求的患者—CALM 模型

案例学习 "G 先生"

G 先生正在心内科医生办公室里接受询问，询问他的是低年资的 B 医生。G 先生看上去很困惑，他停顿了一下，质疑地看着 B 医生，又环视了办公室，并再次看向 B 医生。B 医生请 G 先生坐下。得到的回应却是一个明显不耐烦和粗鲁的问题，"K 教授在哪里？我是和她预约好的。"B 医生迅速致歉道，"K 教授在参加一个国际会议，她受邀致开幕词。"B 医生没能说完最后那句话，因为 G 先生拂袖而去，边走边大声抱怨谴责诊所缺乏管理，并最终越走越远。

CALM 模型是用于使有冲突倾向的谈话降级的逐步的模型。总体上，应从下依次向上进行。下方两个阶段是为了维持或加强关系，上方两阶段则是在医生和患者之间最终达成一致。如果有技巧地执行这些阶段，很少会到达金字塔的顶端（图 6.1）。

阶段 1：接触

阶段 1 的目的是保持和患者的接触，即使他/她的行为有攻击性或有辱人格。这么做的时候，控制攻击性、并保持冷静和客观是最重要的。应允许起初的攻击得以表达，并像海浪一样汹涌和逐渐衰退，而在任何条件下都不应抑制。认可患者确实处在困难的处境下，否则他/她不会做出这么不适宜的举动；接受这一点可能有帮助。他们可能对你挖苦指责，但是起初应关注患者的处境，而不应找借口。允许攻击得以表达的身体

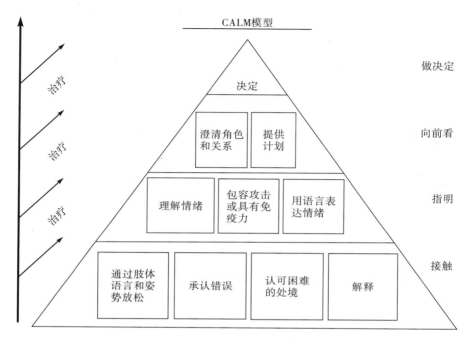

图6.1 CALM 模型

语言尤其重要。应该强调患者的担心能被理解，并应该被考虑。这些方法通常足够平静当前的局面。否则，继续阶段 2。

案例学习 "接触"

患：我实在受够了。我有严重的心脏问题，还开车 200 公里来到诊所，然后你告诉我这些都白费了？上一次所有事情都很紧急，现在我们就这样取消预约？我是为了一直看我的医生来的，你以为我开车这么远是为了看你吗？你是个医生吗？

医（安静而平易近人）：G 先生，我真的非常抱歉，我以为你得知 K 教授不在的消息了。让我们坐下来。

患（平静一点）：哼（更大声了），一只手能知道另外一只在做什么吗？

医：请您坐下；然后我愿意尽我所能解释所有的事情。

患（喘气，并坐下）：但是别认为这件事这么轻易就被解决了。

阶段 2：指明

阶段 2 的目的在于直接指出观察到的情绪。直接指明愤怒、挫败、失望。通常情况下，直接指出情绪会引起随后情况短暂的恶化。但是，你应该意识到这一点并"忽略它"。情绪的强度之后会迅速明显下降。这时应该集中关注患者的自我表露（四耳模型），并提出攻击性行为背后的情绪。原始的情绪常常是害怕或担心。如果后者得以表达，谈话的质量便能迅速改变。

少数的案例中，患者拒绝在这一层面上合作。如果发生这样的情况，你只能移至阶段 3，为继续合作寻找一致的解决方案。

案例学习　"指明"

患：你认为你能轻易脱身吗？那你就大错特错了。我有很多有势力的朋友，他们和医院管理阶层很熟。我会让他们知道这里发生了什么。

医：我理解您现在非常生气。

患：生气，对，可以这么说。我是很生气。

医：嗯…（短暂停顿）

患（稍微冷静一点）：我有充足的理由生气。这关乎我的健康，甚至我的生命。我只是期待得到最好的治疗。不然你觉得我会来这里？

医：您还有很多担心。我想知道接下来会发生什么。

患（现在若有所思）：是的，心脏发生问题可不是小事。你看，我对 K 教授有信心是因为我知道她擅长这个领域。

医：原来是这样，您在她那里感到安全。

患：是的，至少我是这么觉得的。在这次事件发生之前。

医：是的，您的信心现在动摇了。

阶段 3：向前看

这一步是用于强调医生和患者之间职业化关系。这一阶段主要澄清合作应该如何进行。本阶段的核心在于使患者意识到共同的目标，并为他/她提供支持性的建议，不管他/她感到多么沮丧。需要指出当前的限制和合作的规则。心平气和地去做这些事情是非常重要的。

案例学习　"向前看"

医：我发现您现在还很生气。对我来说，现在的问题是我们该怎么继续推进。

患：推进，推进，怎么推进？

医（打断）：我愿意再次说明，K 教授已经告诉了我所有的检查发现。我也对这次跟您见面做好了充分的准备。我也很愿意跟您介绍我们检查的发现。下一次您跟 K 教授约诊时，您可以在做出治疗决定前讨论手术相关的事情。因此，您这次并非白跑一趟，您仍然可以与 K 教授讨论相关的步骤。如果这个方法能在最小程度上解决一点您的问题，我也很欣慰。

阶段 4：做决定

这一阶段，将向患者介绍一个他/她签或者不签的"合约"。随后，患者作出自己的决定并为他/她未来的治疗负责。到达这一阶段意味着冲突升级已经到达了很高水平。因此，给患者时间通过走一走来反思或者睡一觉再做决定的方式可能有所帮助。

案例学习　"做决定"

医：G 先生，恐怕我们不能继续谈下去了。我愿意让您知道检查结果，但是您必须决定您是否愿意听。

患：你说的决定是什么意思？我应该怎么决定？我甚至不知道你是谁。

医：我觉得我已经告诉您我所有能说的了。如果您需要一些时间，您可以在候诊室坐一会或者走一走。您回来之后，我会尽快看您。

患：好吧，走一走也许是个好主意。但是最好不要让我等太久。

医：请去接待员那里，我会让他们立即通知我。

常见错误

● 医生不能让自己与当前的麻烦保持距离。表面装作友好时，他/她的话里隐藏的尖锐的语气却很明显，这可能使当前局面更复杂。因此很重要的是一个人确实克服了内心的气愤。

● 还没有充分识别或解决情绪层面的问题时，向阶段 3 的转换太快。这使得患者方面终止治疗的可能性增大了。

实用小贴士   有的时候愤怒的患者表达自己的感受，医生则迅速被推向受攻击的角色。在这些时候，以下步骤是有帮助的：

- 以友好但坚定的方式请患者来到医生办公室。
- 给他/她一把椅子——坐下使攻击变得困难。
- 不要躲在书或者书桌后面；开放的态度更可能安抚下患者。
- 保持适度距离：太近可能显得挑衅或威胁，太远可能被理解为试图躲避或难以接近。

文化角度

概论

患者最初如何呈现自己的症状在很大程度上取决于他们的文化背景，以及总体上谈论疾病和精神健康问题的模式。在很多文化里，情绪问题或个人感受被认为是私人的事情，谈论这些就等于公开暴露自己。甚至家庭冲突被广泛当作是内部问题，不应该对外界讲述。询问性生活和问题对医生来说也尤为困难。在亚洲国家，常常避免提及"阴茎"和"阴道"的解剖名称，而换用隐晦的说法。甚至性行为也依文化不同而用不同方式来表述和掩饰。男性性功能障碍在受教育程度较低的患者中是禁止提起的。患者倾向于避免直接讨论这个问题。在这种情况下，医生必须非常有技巧地去讨论这些文化上微妙的事情。

其他的禁忌包括去世和死亡。例如，在密克罗尼西亚，询问父母的死亡原因要担心受到惩罚。不在孩子面前讨论父母的错误和过失也是很重要的，因为这可能有损父母作为权威人士的形象。

同样，对经济状况、购置东西的花费、或者甚至年龄等的询问可能伤害到被询问的人。

拉丁美洲

一项圣保罗大学医科大学进行的针对医患互动的调查和民族志研究显示，医生仍然主要依赖口头医嘱（只有药物处方被写下来），不管患者是否是首次就诊。研究发现了医患互动的两种主要模型：第一个模型中，医生用友好的态度花时间和患者讨论不重要的小事，这种模式在调查中展示了较好的患者满意度；第二个模型中，医生使用更客观的互动方式，只关注体格检查和病史，严格专注于患者所提出的问题；这种模式也展示了较高的患者满意度。对于医生所使用的交流技巧，研究观察到医生很仔细的保证自己的话能被患者理解，在解释专业医学问题（如检查结果）时采用平等易懂的语言，也对受教育程度较低的患者使用口语化的语言。对于接诊患者所使用的时间，每位患者大约只有 4 分钟（Kiyohara 等，2001）。

由于当地在日常生活交流中不会过于武断的文化倾向，医生在交流某些疾病时倾向采用较小的步骤和更家长式的态度。根据情况不同，医生甚至选择先与最亲近的家属或监护人讨论。基于原住民认为某些疾病有某种"神圣的光环"而必须被保护或重视的信念，某些疾病在更原始的文化中甚至是禁忌。因此，常常有很多对病名有很多释义的说法，而不是直呼其名。研究表明医生和患者及家属之间建立的链接与医生工作的有效性是相关的。因此，对共情的需求是至关重要的，将医患关系中一些相关主题列出如下：充分使用交流技巧，医患之间建立充分的链接，充分的治疗方法，把家庭纳入互动中，体谅患者当前受折磨的状态，以及患者的交流能力不同（Silva 等，2011）。

伊朗

《王子的镜子（Qābusnameh）》是 11 世纪最主要的波斯文学作品之一，该书对合格的医生描述如下：

"医生应该善良、明智，兼具良好直觉。"（Onsoralmali 等，2006）这意味着共情、逻辑思维和超个人的认知被认为是权威医生的主要品格。这也应该对我们当代医学在培养医生的认知、情绪、灵性和超认知能力上很有启发，以便详尽阐述医患沟通、临床思辨和临床伦理。

参 考 文 献

Kiyohara LY, Kayano LK, Kobayashi MLT, Alessi MS, Yamamoto MU, Yunes-Filho PRM, et al. The patient-physician interactions as seen by undergraduate medical students. Sao Paulo Med J. 2001；119（3）：97-100.

Langewitz W, Denz M, Keller A, Kiss A, Rüttimann S, Wössmer B. Spontaneous talking time at start of consultation in outpatient clinic：cohort study. BMJ 2002；325：682-3.

Onsor-Almali KV, Nameh Q, Yusefi GH, Editor. Elmi Farhangi Inc, Tehran; 2006, ch 14, p. 180.

Silva C, Rodrigues C, Lima J, Jucá N, Augusto K, Lino C, et al. Relação médico-paciente em oncologia: medos, angústias e habilidades comunicacionais de médicos na cidade de Fortaleza (CE). Ciênc Saúde Coletiva [online]. 2011; 16 (1): 1457-65.

第七章
家 庭 医 学

沃纳·吉格斯，费长青，苏珊·麦克丹尼尔，赵旭东，凯瑟琳·阿博，格特鲁德·弗拉姆，索尼娅·迪亚兹·蒙萨尔韦

案例学习 "A 家庭"

A 女士，33 岁，已婚；丈夫是 A 先生，36 岁；A 女士有一个女儿（9 岁）和一个儿子（11 岁）。她被诊断为霍奇金病，临床第Ⅳ期。她刚生病时，家人紧密团结：她的丈夫取消了所有休闲活动，对孩子非常关爱，在她住院期间也常常来探视。互补的关系非常明显：当 A 女士表示出虚弱的症状时，她的丈夫填补和充当了主要照料者的角色而表现出力量。孩子们也以积极向上的态度回应母亲，送给她小孩子鼓励的画作。冲突被淡化了，和谐和稳定得到了凸显。在癌症开始治疗10 个月后，家庭的模式渐渐发生了改变：11 岁的儿子变得越来越有攻击性，在学校的成绩也开始下滑。医生邀请家人来进行家庭访谈。

（待续）

定义

"我们把家庭定义为在生物、情感或法律方面有关联的任何一组人，即患者认为对他/她的健康来说重要的一组人。家庭取向的医生收集这些家人的关系、几代人健康和疾病的模式、与去世和地理距离远的成员之间的情感连接以及生命周期转变等相关信息，从而能在患者更大的背景下理解他/她。换而言之，家庭取向的医生调动起患者的自然支持系统来提升他的健康。"（McDaniel 等，2005，第 2 页）

现实意义

患者的亲属会显著影响到他的健康和疾病行为，以及他与医生和医疗保健体系的互动。因此，家庭视角是在生物心理社会背景下理解疾病的一个重要方面。

理论背景

生命周期的概念

生命周期（Carter 和 McGoldrick，1998）的概念认为家庭成员在生命过程中经历不同的时期，如恋爱结婚、为人父母、变得衰老等。每一时期都代表着对现存家庭结构组织的潜在威胁。而成功渡过这些时期对家庭成员的成长和发展至关重要。家庭成员所经历的时期可以分为不同阶段，每一阶段都有着特征性表现和标志性问题。某一家庭成员生病时，考虑到家庭所处在的发展阶段总是很有帮助的。

年轻夫妇

年轻夫妇的关系是取代原生家庭和建立新家庭体系的过程，而这种关系在其中一人身患严重疾病的时候常常受到威胁。受影响的那个人可能重新回到对原生家庭的依赖和亲密，而原生家庭可能会接过做决定的权责，而未充分纳入其伴侣。

有青少年的家庭

这一时期的主要任务是逐步但果断地和孩子分离，当孩子越来越多与同龄人交往，寻找自己的身份和生活目标时。在这种情况下，一个家庭成员的严重疾病很容易使这种分离动力终止或暂停，可以带来退缩倾向和依赖－自主性冲突。独立的努力常常伴随着愧疚，即所谓的分离愧疚。

年老时

在老龄的后期，父母间的伴侣关系及父母与成年孩子之间的互动，在很大程度上取决于青少年时期和这时期的问题是怎么处理的。对老年时期来说，分离的同时感受到亲密感是很重要的。在与患严重疾病的年迈患者一起工作时，常可以发现他们与孙辈孩子的关系是重要的应对资源之一，这种关系与"仍然被需要"的感觉紧密相连。

家庭作为资源和支持系统

以家庭为基础的干预措施，往往比只关注个体患者的措施更成功和经济，如针对改变饮食习惯或减少心肺疾病危险因素等的干预。配偶或重要的人对患者的健康习惯比包括主治医生在内的任何其他人都有着更重要的影响。

发生严重疾病的时候，伴侣和家人能通过以下方式发挥积极的支持作用：

- 体验到即使患病也仍然被接受
- 体验到即使患病也能为配偶做些事情
- 通过对话和一起活动产生新的共同点
- 新的亲密感
- 允许悲伤和爱的感受

家庭成为负担的系统

疾病谱在从急性病向慢性病转变，也需要在家庭和医院为慢性病患者提供照料，从而给家庭增加了越来越多负担。除精神疾病外，家长患严重躯体疾病也会对家长和孩子的关系在很多方面产生影响，并可能对孩子的心理社会发育产生持续性损害。尤其在患有癌症和神经系统疾病的家庭，高达50%的孩子具有适应不良的应对方式。发生疾病时，以下应激源可以发生在家庭和伴侣中：

- 给予和接受的平衡发生变化，伴侣之间任务分工改变
- 在躯体疾病的重负下，未解决的慢性冲突不能再继续被回避或压抑
- 由于患者行为和个性的改变和伴侣双方躯体和精神上的重负，造成两人的疏离感
- 患者和/或照料者与日俱增的无助、攻击、厌恶感和相应的愧疚感

在卫生保健体系中，我们与患者和他们的家庭合作，既把家庭当作

支持系统和管理疾病的重要资源，又当作被疾病拖累的系统。

实践应用

家系图

常规使用的疾病相关的家系图是一种简单而直接的形成家庭诊断和假设的技术。家系图使用图画代表家族中的几代人。它通过明确的代表位置展示着出生次序、死亡、疾病、症状、生活事件等。绘制家系图是个人或家庭疾病史访谈中的一部分（图7.1）。

医生可以通过如下方法提出绘制家系图的建议："我们已经细致谈论了您的问题。现在我想整体看一下您的家庭里发生的疾病。您告诉我的时候，我将和您一起记下笔记，这样稍后我可以回顾起谁是谁。"通过一起绘制家系图，也会有很多机会能与患者进入更深的讨论。

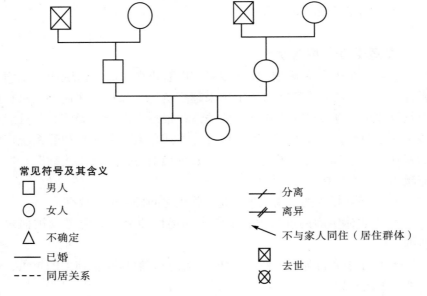

图7.1 家系图

实用小贴士 对家系图提问

- 您家里有什么遗传病?
- 什么"算作"疾病?
- 谁受到了影响?
- 谁照料患者?
- 他/她得到了什么回报?
- 您的家庭如何处理疾病和健康?
- 死亡原因是什么?
- 您的家人在生病或悲伤时使用什么应对策略?

绘制家系图可以分为三步:

1. 记录家里所有的人和他们的关系。从作为核心家庭的孩子或夫妻开始绘制,之后添加上祖父母。总体上,尽可能至少应包括三代人。

2. 第二步,补充家庭历史相关信息:年龄、婚姻、离异、流产、死亡和严重疾病,以及重要的家庭事件。

3. 最后,可以特别强调家庭成员之间的关系质量。

医疗背景下的家庭对话——有用的策略

麦克丹尼尔(McDaniel)等(2005)对在医疗背景下的夫妻或家庭对话提出了以下治疗性策略:

疾病:解释诊断、治疗、进展和预后

疾病和它对家庭成员的影响应是医学背景下家庭对话的核心,而不是像心理治疗访谈那样关注家庭冲突。医生开始时可以向家人解释疾病、预后及可能的病程,随后是进行与医学问题相关的心理和社会互动。

询问病史

作为家庭对话的一部分,如果我们医生聆听并理解了患者的病史,我们就进入了患者和他/她的家庭的世界。除了这些故事的内容之外,这一方法还为与家庭合作建立了信任。在家庭对话中重要的问题包括:

- 家庭是如何应对和克服生活事件和生活危机的?
- 家庭内部应对疾病是否有典型的方式?

- 在应对某一家庭成员的疾病时，是否有隔代之间的支持？
- 在这些故事中，家庭是如何建构他们关于病因、病程和疾病管理或成功治疗策略的现实的？

关注家庭担心的问题

处理正在应对严重疾病压力的家庭时，很重要的是不要刚开始时就批评或贬低他们的应对方式，即使从外部看起来他们已经明显功能失调了。相反，应该认可他们应对当前局面所做出的努力，和每个人维持家庭持续运转所做的贡献。这一方法能减轻责备和愧疚，并立即带来情绪的释放。

促进各方公开交流

给予家庭时间来处理关于预后、疾病进展和治疗计划相关的信息。提供机会能继续对话，鼓励他们也提出质疑和表达反对意见。

尤其重要的是认可这事关所有家庭成员，帮助他们表达出可能的沮丧感。情绪反应常常给家庭成员带来强烈的不确定和无助感。处理直接或间接表达的情绪能帮助到相关个体。应该避免质询性的言论。

医生作为协调员

如果医生理解了自己在家庭对话中的角色是协调员，就能鼓励家庭成员间公开地交流，而不是给建议。家庭成员将感到他们能促进和支持所爱的人的积极治疗过程。

家庭对话的阶段

阶段 1：建立联系

建立联系是指与每个家庭成员联系，并表示自己会重视他/她的观点。在医生通过握手与每个人（甚至年轻的家庭成员）问候后开始对话，询问他们每个成员的姓名以及（适当时）年龄。

案例学习（继续） "建立联系1"

医："您好，感谢你们今天能来。A女士，我已经见过您几次了，我们也谈过您的疾病。我想跟您和您的家人一起讨论当前的情况，并看看疾病对大家有什么影响，这可能会有所帮助。我们可以一起思考你们怎样能最好的支持你们的母亲和彼此。"

（待续）

下一步，解释谈话的重点和大约有多少时间。

案例学习（继续） "建立联系2"

医："我已经熟悉A女士和A先生很多年了。但是我还不太了解您的孩子们。谁愿意稍微详细一点介绍你们的家庭？请告诉我他们的名字和年龄？可能你们每个人都用几句话介绍一下坐在他/她旁边的人。"

（待续）

阶段2：澄清背景和任务

● 设置上的背景：尤其在临床上，很重要的是由对诊断和治疗过程负责的医生直接参与家庭对话。否则，家人将很可能必须面对关于疾病和预后的不同专业意见，从而带来额外的负担。

● 澄清任务——不同的家庭照料者：应澄清其他医生、心理治疗师和其他医疗人员在整个家庭的健康问题中将要做什么，以及这些专业人员对当前家庭危机是怎么考虑和评估的。

● 家庭访谈的预期。

案例学习（继续） "澄清背景和任务"

● "为了使你们今天过来有价值，我们应该讨论什么？"

● "今天来这里对谁来说是最不容易的？"

● 对安娜和保罗说："你们的父亲是怎么对你们解释为什么今天必须要来这里的呢？"

● "家里谁对全体家庭会议的想法最期待或最心存疑虑的？"

● "保罗，您父亲是怎么让你们今天都花时间来这里进行全体家庭会议的呢？"

（待续）

　　这些问题是为了鼓励家庭内部直接交流。这样，启动了家庭的互动，从而为密切观察家人们是怎么互相交流的，谁支持或轻视谁，家庭内部等级次序，谁在家里扮演了什么角色等提供了机会。很重要的是每个人都有机会表达自己的需求、期待，以及恐惧和焦虑。

阶段3：疾病及其影响——不同角度的观点

疾病
- 生病后家里发生了什么变化？
- 家人已经尝试了什么办法来帮助患者？
- 家人对疾病诊断有哪些了解？
- 您对治疗措施和副作用有哪些了解？
- 您对预后怎么看？

对家庭关系和未来计划的威胁
- 家庭内部的角色、关系和交流方式是什么样的？
- 目前和疾病发生以前，家庭内部使用什么方式做决定？
- 家庭有什么目标和计划？疾病怎么影响了它们？
- 每个成员如何看待疾病带来的变化？

可利用的资源
- 在例如家庭失去了一份收入之后，有什么可利用的经济资源？
- 家庭在社交圈里有什么资源：家人、朋友、支持小组等？

以往对类似情况的经验
- 在以往危机中家人使用什么应对策略？
- 家庭既往有什么病史？有哪些相关经验？

阶段4：治疗计划
　　通过参与、持续评估健康问题和关系状况，就可以形成可能的干预设想。

案例学习（继续）　"治疗计划"

　　医："对我们今天的家庭讨论而言，什么可能是比较好的结果？

为了使你们都感受好一些，您是否有一些具体的想法？关于可以

改变什么和如何去实现？"

　　（待续）

阶段5：结束对话

　　积极评估：关于家庭、当前问题和家庭整体的表现，以积极和欣赏的方式认可每个人。将可能有问题的行为描述为应对目前情况时可以被理解的、但不是最理想的尝试。

　　家庭作业：最后，总结对话和主要结论，并强调家庭的积极资源和力量，指出还未解决的问题和话题。在家庭成员里分配具体的任务。

案例学习（继续）　"家庭作业"

　　医："目前，我感觉疾病似乎永久停留在你们的起居室了，怎么可能把它送出去走几个小时呢？"

对话的最后也包括提供支持和建议，包括：

- 当地对患者和家庭的支持小组相关信息
- 其他家庭怎样度过严重疾病的信息
- 与其他这样的家庭建立联系

　　在家庭对话中，基本的态度应是中立。原则上，任何家庭所经历的事实都是各种各样的；医生应在这一前提的引导下工作。在对话过程中，这些多样化应得到尊重，而且医生应小心避免单方面的评估和结盟。

家庭访谈的技巧

　　积极而结构化的访谈是家庭能良好应对当前困难局面的前提。不同的询问技巧有助于保持家庭成员自发言论和结构化方式之间的平衡。

疾病直接相关的问题

　　直接问题是指很容易从个人那里获取的，关于事实、原因、行为方式和经验的问题。例如：

- "首次出现症状是什么时候？"
- "亲属们对您的疾病是什么反应？"
- "您对谁说自己的症状？不愿跟谁说？"

- "谁对疾病最害怕?"

间接或循环提问

在调查家庭成员对疾病、问题或带来的影响各自的看法时,如果使用间接的方式通常会得到有趣的信息。例如,医生问:"安娜,你觉得你父亲怎么看你母亲的病?"

通过循环提问,照料者和家庭成员都通过有趣的方式了解到每个人的不同视角。这些问题邀请家庭成员进入别人的想法,并有意识地定义了彼此间的关系。

假设性问题

*假设性的问题*也很有帮助,它们允许访谈者引入新的观点,尝试新的描述,并因此挑战对改变的恐惧。例如以下一些假设性问题:

- "假设您妻子的偏头痛发作可以不那么频繁,您的妻子和家庭将获得什么呢?这对日常生活中具体的关系意味着什么?"
- "假设您的一个孩子将选择回家照顾父母,谁最可能这么做?"
- "假设我们 5 年后再次在这里相见,您认为父母还在一起吗?什么将发生改变?什么将保持不变?"

分类性问题

- "在他母亲生病的问题上,谁最同意保罗的意见?"
- "谁最不同意?"

比例问题

- "您觉得您的不适多大程度上是躯体疾病的表现,多大程度上是您目前工作和家庭问题的表现?"

解决方案取向的问题

- "这些症状多久(多长时间,什么时候)不发作?"
- "在这些时候您和其他人的做法什么不同吗?"

易犯错误

- 质询性的言论常常使家庭变得不信任和退缩。相反,应主要强调和肯定家庭的力量和独特之处。

● 设置框架的访谈不够主动：和单个患者的接触不同，夫妻或家庭能揭示他们日常生活中已经形成的交流模式。如果医生不迅速设置对话的框架，保证每个成员发言时感到安全，那么就存在旧的交流模式重演、形成小团体、个体家庭成员思想上"开小差"等风险。

文化角度

在西方国家只有在患者是小孩和老人的情况下，才纳入家庭成员。然而在其他文化中纳入家庭是自然的。

亚洲

中国文化是一种"高语境文化（high-context culture）"，这里的人们对彼此高度依赖，并很注重互相照顾。家庭伦理浸透着这种文化，而个体化在中国是个很少使用的外来词汇。一个家庭类似于一个小国家，而一个国家类似于一个大家庭。儒家用"三纲"来概括人际关系：

● 君为臣纲

● 父为子纲

● 夫为妻纲

上述关系中的人们都应遵守"五常"：

● 仁

● 义

● 礼

● 智

● 信

儒家要求个人自省，遵守社会规范，任何时候都尊重并考虑到他人的利益，在发展和维持人际关系中保持谦逊和礼貌的态度，并通过不断实践提升自己。家庭伦理与道德伦理是紧密相连的。

当代中国家庭的突出问题

家庭结构的改变使核心家庭变成主要的家庭模式。庞大的家族或大家庭失去了它的社会支持功能。女人在家庭里有了同等的法律和经济地位。但是有些家庭（尤其是丈夫们和他们的母亲们）仍不能适应两性角色间这种转变。传统价值观与当代社会现实发生冲突，所以家庭里所谓的代沟非常普遍。对不确定未来的焦虑和育儿不成功的恐惧使父母和孩子之间的关系更加黏滞和紧密，从而影响了个体化发展的过程。很多孩子是由祖父母或教育机构代替了父母来养育和教育的。这是青少年的情绪和行为障碍、婚姻危机和性方面的问题、神经症和适应障碍的一个很重要因素。充满压力的生活方式和失调的压力应对方式对家庭生活是有害的。很多烦恼和负担都来源于挣钱、找工作、买房子、抚养和教育孩子，而很少有时间留给家庭生活和面对面交流。

家庭对话时应考虑什么？

在亚洲国家，父母的权威是至高无上的。因此，在访谈开始时尊重地对待父亲，询问他的看法，邀请他开始谈话，或在他允许的情况下纳入其他家庭成员是很重要的。

在更母权取向的文化里，祖母应被这样尊重地对待，即使她可能看上去很沉默寡言。

文化相关家庭问题的例子

世代间文化差异　父母还处在传统价值观和行为方式中，很难适应全球化背景下消费和生活方式发生的迅速变化。年轻的一代则迅速认同了新的生活方式，采用新的价值观，倾向于忽略旧的观点，或者甚至鄙视这些观点。父母感到困惑和无助，不知道他们该怎么办，并把这当作是对他们父母主导和权威的威胁。在孩子更好掌握了新社交媒体，并变成父母的老师时，这种角色困惑可能变得更加恶化。

亚洲家庭中儿媳的角色　在传统印度教家庭里，主要是母子之间的关系。儿媳在家庭里是从属的地位。因此，儿媳常常同时在身体上和精神上受到丈夫家庭成员的虐待和惩罚，尤其在她违反了对婆婆的行为规则时。

日本和中国对父母的暴力　由于父亲工作总是不在家或者被认为是软弱或脆弱的，男孩常常由他们的母亲抚养长大。可以将对母亲或父母的暴力理解为是企图获得距离、尤其与母亲之间的距离的行为。受独生子女政策的影响，这种行为在中国越来越常见。还是小孩子时，很多男孩被他们的父母和祖父母宠坏了；而成为青少年之后，如果他们的愿望和需求没被马上满足，就会变得充满暴力。

非洲

在传统非洲社会，大家庭和伴随的社会支持对于应对充满压力的生活状态是积极和保护的因素。对群体的归属感和与群体其他成员、祖先和土地之间的联系，以及对苦难的集体反应，都在一定程度上减轻了个体的压力负担，而分配到了整体生活中的不同成分上。

拉丁美洲一年轻患者

与年轻患者之间的医患关系常常受到最亲近家属的影响。然而，一项儿科开展的调查研究了父母在医患谈话中的有效参与，发现仍缺乏令人满意的沟通关系。这一研究表明仍需要培训来提升医生的沟通能力，这种能力是人性化和道德化的工具（Garrafa 和 Albuquerque，2001）。

参 考 文 献

Carter B，McGoldrick M. The changing family life cycle：a framework for family therapy. Needham Heights：Allyn and Bacon；1989.

Garrafa V，Albuquerque MC. Enfoque bioético de la comunicación en la relación médico-paciente em las unidades de terapia intensiva pediátricas. Acta Bioeth. 2001；7（2）：355–367.

McDaniel S，Campbell TL，Hepworth J，Lorenz A. Family-oriented primary care. New York：Springer；2005.

第八章
巴林特小组

费长青，陈冠宇，魏镜，格特鲁德·弗拉姆，索尼娅·迪亚兹·蒙萨尔韦

> **案例学习** 在小组里，一位内科医生报告自己最近总被一位糖尿病患者所困扰，这位患者对她越来越傲慢。当他进入诊室的时候，他已经开始用散漫的方式跟医生打招呼："那个，你今天怎么样啊，医生？"和"今天你看上去不太好啊"。现在，医生只要看到这位患者就很烦。
>
> （待续）

定义

巴林特小组是一种着重关注医患关系的案例学习。一位医生呈现一位因各种原因出现在他/她脑海中的患者。小组从不同角度对医患关系进行思考，从而允许医生获取他人的观点，并察觉无意识的干扰因素，以及他/她自己对这个问题的影响。这样能创造一种全新的理解和新层面的关系。这些新观点使医生更好地理解自己和患者，并为更满意的治疗过程提供动力。

什么是巴林特小组？
- 它的主要任务是促进对医患关系更深入的理解和思考
- 方法是探索某一个医生和某一个患者之间的关系
- 巴林特小组是深入地探索一个令人困惑的临床案例的机会
- 它允许来自不同背景的专业人士来认识和理解彼此和他们的工作

现实意义

　　良好的医患关系是成功和令人满意的治疗中的主导因素。对诊断和治疗，很重要的是一方面仔细观察患者的行为，另一方面医生也能通过探索他/她自己的想法、感受和行为冲动来获取重要的自我洞察。

　　对患者而言医生是重要的依恋对象，患者会向他们转移各种正性和负性的想法、感受、愿望和欲望。医生在解读这些想法和感受之前必须意识到这一点。患者的行为和感受影响着医生的想法、感受和行为，或许在极端的案例中会困扰医生并让他/她不能行事。医生也有他/她的情感发展历史，其中有长处也有弱点，医生必须认识到这一点。

　　那些感到自己在生物心理社会史方面被全面理解的患者往往更愉快，有更好的依从性。重要的是，他们的治疗将因此花费更少。

理论

历史背景

　　米歇尔·巴林特于 1896 年 12 月 3 日出生于布达佩斯，他是一位全科医生的儿子。学习医学后，他受训成为一名精神分析师。他很早就开始对心身疾病感兴趣，并专注于在医疗专业中足够的心理头脑的重要性。他想提高全科医生对于除器质性因素外，精神因素在疾病症状中发挥着作用的意识。他主要密切观察医患关系和随之带来的效果及副作用。在他与全科医生的合作中，他想使他们有意识地创造与患者的关系，并把它们用作一种治疗力量。他最广为人知的书《医生、他的患者及所患疾病》出版于 1957 年（巴林特，2000；译者注：中文版已由魏镜等翻译，2012 年出版）。

参与目标

案例学习　医生介绍了一位患严重神经性厌食症的年轻女性患者。这位患者使他感到绝望，她贬低任何治疗建议。此后，小组用一些时间讨论了患者，讨论了她行为中的很多方面，也为治疗提出了建议。呈现案例的医生再次回到小组，他认为：刚刚所说的一切都对他没有用，也根本不会帮到他，他觉得自己一点也没有被理解。

> 这些词正是他最开始介绍患者时所使用的。现在，他能意识到患者是如何感受她的疾病和各种治疗尝试的。他感到了她的脆弱、她的不安全感和她的绝望。从患者的角度，他能对小组表达自己的愿望，并更好地接受小组的教育提议。

案例中医生和患者的关系与案例报告者和巴林特小组的关系之间是平行进程。因此，如果医生能共情患者是一个有着各种感受的人，那么他/她将能成功地从这个观点出发，更好地理解患者以及患者与他之间的互动。巴林特小组尤其专注于提高对这种患者引发医生反移情现象的意识。医生可以专业地使用反移情的感受，把它作为形成诊断印象和理解患者的重要信息。并可能制定出进一步治疗措施。

反移情

在精神分析中，*反移情*是一种移情，是治疗师对患者的反应，并反过来引导着他/她自己对患者的感受、偏见、期待和欲望。治疗师因各种动机，常常暂时地偏离自己的中立立场。因此，在精神分析早期，反移情被认为是治疗师必须意识到并解决的一种破坏性的影响因素。当代精神分析把治疗师对患者的这种感受视为"共振板"，通过它治疗师可以获得关于患者的信息。

巴林特小组的目的

* 通过访谈引起的感受、想象和身体感觉的形式，对访谈内容和个人的反应保持开放
* 练习更好地倾听和更有耐心
* 对情绪障碍或心身问题的存在更敏感
* 平和地处理患者的情绪和社会问题
* 更好地理解医生和患者之间的互动
* 把这种理解应用到诊断和治疗中
* 医生转变对所治疗患者的态度和行为
* 更好地理解无意识过程
* 释放情绪、预防职业耗竭
* 识别医生对患者问题的自身感受（反移情）
* 医生发展出更分析性的思考方式

● 医生更意识到他/她个人对患者的影响

巴林特小组的环境和过程

一个巴林特小组由 8~12 名成员组成。小组长是精神分析的心理治疗师，熟悉小组进程，并有带领巴林特小组的经验。小组定期规律会面。一次大约持续一个半小时。

提供案例的医生根据记忆描述一段医患关系，不使用笔记或文件卡，以形成对发言者、患者及他们之间关系的体验和情绪上的印象。参加者们倾听这个报告，并分享他们对所听内容的印象、感受、和想象。从而形成对医患关系的复杂印象，而案例报告者能从远处迅速观察到这一点，并保持沉默。他/她从新的视角获取到建议；盲点被照亮了。医生意识到他/她对患者和自己行为模式的作用。巴林特工作一方面能使医生得到一些自我体验，另一方面使医生学习到不仅关注疾病，而且看到患者整个人。治疗将在更轻松的氛围中进行。患者和医生都感到更舒服。

巴林特组长的任务

组长的任务是使医患关系的基本前提部分得到呈现。表 8.1 中，列出了一些可以询问的问题。

表 8.1　巴林特组长对小组成员的问题

你认为患者当时感受如何？
患者是什么样的人？
你对他/她的生活状态、目前家庭和原生家庭有哪些了解？
这位患者勾起了我们的什么感受？
这位患者如何让医生满足了他的需求？有什么可能性？反过来呢？
患者和他所处的环境间哪里存在潜在的"适应不良"，是如何反映出来的？
你觉得患者怎么看他的医生？他把医生看成什么？
为什么医生在这种场景下那么做？他希望通过这个行为实现什么？
患者在跟医生的关系中是否缺失了什么？可能在他的生活中也缺失了什么？

实践应用

> **案例学习后续**　小组将讨论该如何理解医生对这位患者的厌烦。想法之一是把患者的行为理解为不必回应一些不愉快话题的一种无意识尝试。在小组自由讨论的鼓励下，这位内科医师分享了她对患者的想象：她感觉患者像在狭窄楼梯上溢出来了垃圾箱，一位年老的绅士不得不与之纠缠。然而，这与患者进入诊室所表现的生动愉快是完全相反的。
>
> 　下次就诊时，这位内科医师勇敢地向患者展示了这一矛盾之处："米勒先生，很奇怪的是您每次来这里都是很欢快的，但同时我在脑海中有这样一幅场景，一位老人在与垃圾箱纠缠。"随后，患者面部变得非常扭曲，说："我们曾谈过我的妻子，她的洁癖是怎么一直折磨我，以及她怎么试图使我变成她清洁狂的一部分的吗？"他也提到自己因为挫败感常常吃甜食，以及谈起这一点现在让他感到尴尬。
>
> 　下次与患者见面时，从一开始医生和患者之间的气氛就很好。血糖水平也在接下来的治疗过程中也改善了。

雕塑与巴林特小组

　雕塑是夫妻和家庭治疗使用的方法。一个系统（家庭、医疗团队）的雕塑让人很快获得对系统中张力、冲突以及之前未发现的正性和负性关系的认识。在呈现一个案例之后，案例提供者首先从小组成员中挑选成员来代表案例中涉及的人，并在屋里摆出他们的位置。案例提供者也需要选择一个人来代表他/她自己。症状或疾病也由一位成员来拟人化扮演。这一过程使得关系中的亲疏远近变得明显。

　培训者通过询问被摆放好的成员来支持这一过程，"您能看见谁？您站在这里感受如何？"培训者可以通过进一步询问躯体和情绪的感受、要求其做出某一典型姿势、或自发地说一句话，来加强这一过程。案例提供者安排好他/她案例中的扮演者后，他/她只是观察者，由培训者和扮演者们按自己的意愿做什么或说什么。这一方法令人惊喜之处在于，被摆放好的扮演者们从所站的地方能体会到相应的家庭或团队成员的感受和关系。其目标是识别和解决家庭成员或团队中的障碍，并找到新的顺序使每个人在他们的位置都感到舒服。

巴林特小组创造的雕塑可能成为帮助小组使医患关系及医生和患者所处环境可视化并促进新视角的另一种方法。这一工作清晰地展示了医生和患者的接触并不仅仅是两人之间的互动，家庭、同事、和环境的影响对两人的相处以及随后的诊断和治疗都发挥着重要作用。这里所说的环境可能包括患者的家人和其他重要的关系、患者和医生的生活方式和经济状况以及就诊时的临床场景。根据我们的经验，这是世界各地巴林特小组的共同特点。当小组建立雕塑时，这一影响能得到更清晰的展示。雕塑中的情绪体验可用于更好地理解形成关系的动力（Otten 2007，2012）。

文化角度

亚洲

作为巴林特小组的改良元素，引入雕塑工作使小组成员们参与到象征性的实验活动（也参见第 17 章）。使用雕塑让严格的结构框架消解，也让所有扮演者感到舒服。在巴林特小组中引入雕塑工作源于之前在越南和老挝的经验：在这两个国家（比中国更明显），人们并不习惯直接谈论私人的感受。这一点在与他们的未来培训者首次讨论巴林特工作时一再得到确认。参与者在被告知要自由表达自己的想法、想象和感受时会感到负担过重或被侵犯。我们对经典巴林特工作的体会似乎起初也印证了这一点。而雕塑被引入后，情况似乎彻底不同了。参与者变得完全被他们的角色所吸引，谈论他们的恐惧、他们的愤怒、和他们的悲伤，并对他们扮演的人产生认同。因此，雕塑获得了轻松和动力。隐藏的冲突在情绪上变得易于觉察；也能感知到可能的解决方案的线索。医生作为一个人也常常被扮演，作为系统的一部分，通过位置的改变来减轻患者的症状。

拉丁美洲

在拉丁美洲大陆卫生行业发展所使用的各式各样的资源和技巧中，巴林特小组正越来越多成为医生培训项目的一部分。从科研兴趣的增加、在大学内外提供巴林特小组短程培训的广告量以及其他参考书目的产生方面可见一斑（Missenard 等，1994）。

巴林特小组也被用于卫生行业的发展。巴林特小组工作可以被当作是建立"这个词的空间"的开始，即使在工作环境并不利于这种可能性的情况下（Brandt，2009）。"这个词的空间"创造了充分的小组氛围和机会来让医生获得不同的职业状态，获得更多尊重、更充足的自主创造性、以及更果断的做决定的能力。参与巴林特工作的专业人员在工作环境内外与领导者的关系中都展示出更多的自主性，处在领导位置时也更具有人性化的方法。此外，当不受单位的影响在中立的环境中使用巴林特工作时，已经显示能有效提升共情能力，并因此促进人文伦理的普及。Brand 的研究发现证明巴林特工作可能再教育领导者们，把他们变成民主人文主义者和被认同的健康模型。

参 考 文 献

Balint M. The doctor, his patient and the illness, 2nd edition. London：Pitman：1964. 3rd Millenium edition：Edinburgh：Churchill Livingstone；2000.

Brandt JA. Grupo Balint：o recomeço para os líderes. Tese de Doutorado ao Instituto de Psicologia da Universidade de São Paulo. São Paulo. http://www.teses.usp.br/teses/disponiveis/47/47134/tde-22042010-151832/pt-br.php.2009.

Missenard A, Balint M, Gelly R, Gosling R, Turquet PM, Sapir M. A experiê ncia Balint：historia e atualidade. São Paulo：Casa do psicólogo. 1994. ISBN：85-84141-02-8.

Otten, H. Balintarbeit mit Skulptur. [Balint work with sculpture]. In：Häfner S, editor. Die Balintgruppe，[The Balint group]. Köln：Deutscher Ärzteverlag；2007. pp. 89~94.

Otten, H. Professionelle Beziehungen—Theorie und Praxis der Balintgruppenarbeit. [Professional relationships—theories and practice of Balint groups]. Heidelberg：Springer；2012.

第三部分
常见临床表现的识别和治疗

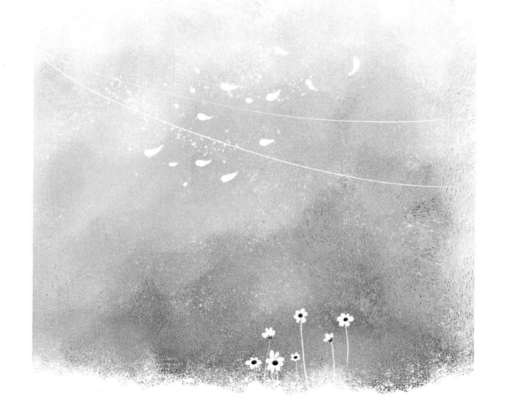

第九章
抑郁障碍

费长青，魏镜，陈冠宇，阮京越，阮房段，凯瑟琳·阿博，格特鲁德·弗拉姆，索尼娅·迪亚兹·蒙萨尔韦

案例学习　米勒先生，30岁，法律专业学生，因耳鸣去看全科医生。他主诉有一段时间感到慢性疲劳和眩晕。他正在准备国家考试，却因注意力难以集中而倍感苦恼。他只能短时间集中注意力，之后就开始走神；他不能真正认真去思考，因为每次想着想着思绪就跑到别的地方。米勒先生随后站了起来，因为他感到坐立不安；他感到非常烦躁。他很少出门了，近来也不与朋友们见面了，他害怕面对别人询问他学习是否有进展这样的问题，并经常自责；在他看来一切似乎都没有希望了。

米勒先生成长于一个非常严格和以成就为导向的家庭中。当他13岁时，他父亲失业了，这对他父亲来说是个从未克服的巨大打击。他父亲开始饮酒，并变得越来越退缩。一年后，米勒先生发现父亲在房梁上自杀了。米勒先生不愿谈论这件事，虽然有时他还能在梦中看到这一画面。私下里，他怨恨自己的母亲没能足够陪伴自己的父亲；在他看来，如果当时有人能更理解父亲，也许他现在还活着。

（待续）

定义

从上述案例学习中可以明显看出，抑郁症状表现在各个层面（表9.1）。

表 9.1   抑郁症状的四个层面

行为	感受	身体	思维
无力和驼背的姿势，动作慢，面部表情悲伤，有时像面具和被石化了，说话轻柔、缓慢、语调单一，活动减少，动作幅度变小	依赖，悲伤，绝望，无助，孤单和焦虑，对他人敌对情绪，内心不安，被隔离感，内疚感	躯体脆弱感，冷漠，缺乏食欲，睡眠问题，对天气变化敏感，对疼痛敏感性增加，性欲丧失，多种自主神经症状，如头部压力感、胃部不适及消化不良	被对自己和未来的负性态度所主导，悲观，持续的自我批判，缺乏自信，注意力问题，记忆下降，预期灾难的发生，无望和认为生活没有意义，自杀观念，期待受到惩罚，妄想如严重的贫穷，以及对自我强迫性的高要求

现实意义

抑郁是最常见的精神障碍。终生而言，每六个人中有一个患有抑郁，而女性的风险是男性的两倍。抑郁可以对躯体疾病的治疗带来负面影响，或者甚至可以是躯体化的原因。虽然抑郁患病率高，却很少能被全科医生或内科医生识别。所有抑郁障碍中大约一半未能被识别。由于抑郁伴随高自杀风险，这一点是迫切需要得到关注的。

理论

症状
主要症状
- 心情低落、沮丧
- 缺少兴趣和/或愉悦感，即使在平时很愉快的事情上
- 淡漠，容易疲乏

次要症状
- 注意集中困难，注意范围变窄
- 自尊和自信降低
- 内疚和无价值感
- 对未来感到悲观消极
- 自杀想法/行为

- 睡眠问题
- 食欲降低/增加

以上症状中数条存在超过两周时就符合抑郁发作的纳入标准。

诊断分类

最常见的情感障碍是抑郁发作（ICD-10：F32，F33）和恶劣心境（ICD-10：F34.1）。躁狂发作（ICD-10：F30）和双相情感障碍（ICD-10：F31）会在精神病学教科书中描述。

抑郁发作（ICD-10：F32；见表9.2）

鉴别轻度、中度和重度抑郁发作：

- 轻度：两项主要症状加两项次要症状（F32.0）
- 中度：两项主要症状加3~4项次要症状（F32.1）
- 重度：三项主要症状加超过4项次要症状（F32.2）

其他类型情绪障碍（如成瘾、焦虑障碍和进食障碍）的存在是抑郁慢性化和自杀倾向的危险因素。

表9.2　抑郁发作症状清单（ICD-10 F）

主要症状	
心情忧郁、绝望感	□
缺少兴趣和/或愉快感	□
积极性下降/明显感到疲乏	□
附加症状	
注意力和专注力下降	□
自尊和自信下降	□
愧疚感/无价值感	□
对未来感到悲观消极	□
自杀观念和行为	□
睡眠问题（早醒）	□
食欲、体重、性欲下降	□
精神症状	
妄想（灾难化，罪恶，穷困潦倒）	□
幻觉（指责/贬低性声音）	□
精神运动性迟滞木僵	□

符合抑郁发作：至少符合两项主要症状和两项附加症状，存在大于或等于两周

恶劣心境（ICD-10：F34.1）

这种障碍以往被称为神经症性抑郁。主要特征为：

- 长期持续的抑郁情绪，但尚未达到抑郁发作诊断标准（图9.1）
- 成年早期起病。持续数年，有时甚至终身

典型症状：乏力，睡眠问题，易筋疲力尽，郁郁寡欢，充满怨言，和感到能力不足。

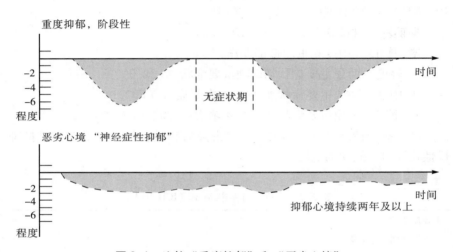

图9.1 比较"重度抑郁"和"恶劣心境"

鉴别诊断

适应障碍

抑郁症状也可见于对严重心理社会应激或某些生活事件（如被诊断患有威胁生命的疾病）的反应。需要区分的是短暂的抑郁反应持续不会超过一个月，而较长的抑郁反应持续不超过两年（ICD-10：F43）。

抑郁/悲伤

抑郁作为一种疾病必须与难过或悲伤情绪相鉴别。难过或悲伤是与愤怒、愉快或害怕一样的正常感受，同属于人类的基本情绪。难过的能力是生物学上设定的。难过的感觉通常是短暂的。难过或悲伤常常是丧失了重要的他人的结果。悲伤时所伴随的依赖、自我怀疑、无助和无望的感受虽然也见于抑郁中，但强度并不一样；自尊心的丧失往往也没有抑郁那么严重。与抑郁相反，难过往往能被积极愉快的活动或事件打断。

悲伤只是短暂的，对未来仍具有信心，并保持有寻求帮助和支持的能力。悲伤需要时间来愈合。而不成功和受抑制的悲伤可以促进抑郁或没有器质性基础的躯体不适（躯体化）的发展。

频率和病程

根据一项欧洲研究（Wittchen 等，2011），情感障碍的年患病率为7.8%。其中，抑郁症是最常见的诊断——每年6.9%欧洲人口被诊断为这一障碍，另外0.9%为双相情感障碍。以往研究发现约一半首发的抑郁患者在未来会再次抑郁发作。而第二次发作后再次抑郁发作的可能性为70%，第三次发作后这一概率为90%。病程上复发性抑郁障碍和恶劣心境的区别见图9.1。

抑郁起病的生物心理社会模型

根据生物心理社会模型，很多因素参与到抑郁的起病和表现中（图9.2），而它们的程度依个体而各不相同。

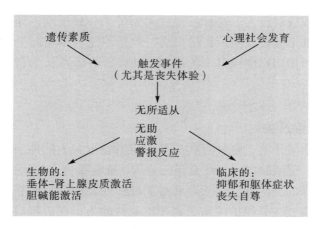

图9.2　抑郁的生物心理社会模型

遗传素质

抑郁的发生常常有家族聚集性。如果父母双方均患有抑郁，那么孩子患抑郁的可能性接近50%。

神经化学和神经内分泌相关应激反应

五羟色胺理论认为低五羟色胺水平会显著影响其他神经化学系统的神经活动，并导致躁狂或抑郁。抗抑郁药物的疗效也归于能提高突触间隙五羟色胺和去甲肾上腺素活性。

抑郁是强烈的应激源。它导致下丘脑－垂体－肾上腺皮质轴的激活，以及随后皮质醇的过度产生。

认知

认知是与感知、想象、记忆、学习、思考和判断等相关的所有思维过程。认知可能引发感受和情绪。抑郁患者对自身、世界和未来（负性三位一体）有着悲观的看法。因为负性生活经历，他们获得了负性的信念和行为模式（图式），从而导致在充满压力的情境下认知发生扭曲，如得出武断的结论和选择性感知。

此处引用习得性无助的概念作为例子。在他们的生活史中，反复发生着不能控制的灾难性事件，而这些患者不得不被动接受，而没有机会发展出回避或应对行为。这种习得性无助带来一种预期，即随后发生的负性经历也都不能被控制。其结果之一就是不能利用实际上可能发挥作用的机会，而做出抑郁性退缩的反应。此外，患者总认为自己是导致失败的原因。

心理社会应激

抑郁首次发作前，常常存在典型的应激情况：人际冲突、名誉受损或受到侮辱、受威胁的或最终真正的分离、或重要他人的死亡。

这些事件的共同特征是人际联接受威胁或丧失。那些在生命早期体验过更多分离或主要保护关系受到严重威胁的人，在成年后表现出对冲突、分离或丧失的生物应激反应长期敏感化。这些人也有更高患抑郁的风险。严重的心理社会应激使他们的应激系统产生更强烈和持久的警报反应。

精神动力学

由于害怕更多分离和丧失，这些人发展出高度的责任感和义务感，他们对自己期待很高以满足其他人。因此，他们希望被其他人需要，来抵消他们爱的缺陷。同时，这种行为维持着他们的自尊心。他们最初克制自己的需求、厌烦、愤怒和失望，随后转化成对自己的自我指责、自我批判和企图自杀。

沟通功能——恶性循环模型

抑郁患者在抑郁发作时会陷入恶性循环（图9.3）。抑郁导致的兴趣和愉悦感的缺失，会带来退缩和消极。朋友们被忽略了；喜爱的活动不再具有吸引力。通常，患者尚能完成上班或照顾孩子等责任，但是往往都是草草了事和难以投入的。这种消极进一步扩大了既存的愧疚和自卑感；抑郁患者观察到自己的行为却不能做出改变。他会因自己所作所为指责自己，或宁愿不做了。沮丧情绪和无望感也因此被强化。患者无可奈何地面对冲动或环境、朋友和支持者们的建议，他的心里话是："你是对的，但是我不值得你花时间跟我在一起，这毫无希望，反正我没能力做任何合理的事情。"

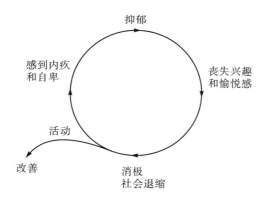

图9.3　抑郁的恶性循环模型

实践应用

识别

大多数抑郁患者能通过两个问题识别。然而，有的患者的抑郁是潜藏在躯体症状背后的。

实用小贴士 "抑郁的诊断性问题"（Arroll 等，2003）

"您是否在过去一个月经常感到沮丧、悲伤、忧郁、或无望？"

"您是否在过去一个月对过去喜欢做的事情丧失了兴趣或愉悦感？"

表9.2 列出了识别抑郁需要筛查的核心症状群。

案例学习（继续） "识别"

医："米勒先生，您对我描述了一些问题：慢性疲劳，注意力集中困难，和眩晕。我将把您转诊给一位耳鼻喉科专家来看您的耳鸣。然而，这些症状常常跟压力也有关系，您现在正在经历这样的事情吗？"

患："是的，我正准备参加考试；至少我在尝试，但我猜我做不到了。"

医："考试。"

患："是的，国家考试，但是非常难；实际上，我不需要去考了。"

医："嗯，您因为考试有很多压力，甚至不能想象能成功。"

患：（低头）"正是如此。"

医："其他方面情况怎么样，朋友、爱好？"（诊断性澄清）

患："目前我什么也不做了。如果我可以，我就学习；否则我就是太累了，或不想做。"

医："当您回想起上个月，您是否感到沮丧、悲伤、忧郁或绝望？"（筛查问题1）

患："是的，当然。主要是忧郁和绝望。我现在真的是头都大了。"

医："那您上个月对过去喜欢的事情的兴趣和乐趣怎么样？"（筛查问题2）

患："我以前喜欢跟朋友一起出去，但我认为他们再也不想跟我一起出去了；我就是个扫兴的人。"

（待续）

基本治疗态度

抑郁的人在自尊和自重上非常脆弱和容易受伤，以致他们对人际关系中任何破坏都会做出反应。医生的核心任务主要是耐心倾听患者，接受他的抱怨，而不给予他过早的鼓励。医生必须敢于陪伴患者，即使这在短期内会导致体验到抑郁的人的全部痛苦。这种无力的感受可能甚至被放大，而想做点什么的冲动越来越强烈。谈话的核心问题是保持陪伴、激活和告知之间的平衡，以及不卷入一场医生试图帮助而患者用抑郁作为防御的拉锯战中。

基本干预措施

陪伴-激活-告知

当所有好心的建议都被无望感的漩涡吞没时，你该如何与抑郁患者接触？基本上，首先要*陪伴*患者。并不需要委婉的表达无望感，而要直接反馈。于是，患者会经历到一些罕见的事情：他所说的话得到严肃对待，而没人直接会反驳他。同时，医生给患者信号，即谈论沉重的感觉并承受它们是有可能的，这种体验使得抑郁患者不再彻底孤立无援。陪伴一个患者通常很快产生有趣的效果：抑郁患者不能再和医生争论了，不能再说服医生他的建议是不可能的，而患者基本上转向了自己的资源。

基于这种感受，常常会产生下一步怎么办的问题。医生可以抓住这些小信号。当患者询问未来相关的问题时，就至少表现出了*活性*。需要支持和强调这种活性。另一种激活的对话方法是加强患者人格中不抑郁的部分。无论何时患者谈论起之前的自己，这一点都能被作为实际的人格加以强调，但在此也应接受目前是难以利用这一人格的。通过这些干预措施可以克服"抑郁的人是不好的"这种概论，并强调抑郁障碍的发作性特征。

如果患者愿意承担一点责任，医生可以开始*提供信息*和支持。重要的是澄清症状是抑郁障碍的一部分，以及抑郁能被成功治疗。由于抑郁患者常常能完成交代的任务，结构化治疗是有益处的。医生需要记住结构并不是指过度劳累，要严格控制放松阶段的时间，以及并不能通过睡觉而获得放松，而是可能的话通过锻炼获得。在讨论每天做什么的时候，再次强调积极的活动。

案例学习（继续）

医："好的，你的朋友们不再喜欢跟你一起出去了。"（陪伴）

患：（沮丧）"是的，我也不会愿意跟我一起出去。我总是破坏掉情绪。"

医："实际上没人能受得了你这样。"（陪伴）

患："正是如此。"（停顿）"实际上，我以前也是个挺有趣的人，但是现在这些都消失了。"

医："我理解，你实际上是个愿意跟人交往的人，只是你现在不认识自己的这个方面了。"（抓住人格中不抑郁的方面）

患："是的，都消失了，像气球爆炸了一样。"

医："这一方面消失了，不见了。"（陪伴）

患：（暂停）"您觉得我能把它找回来吗？"（展示活性）

医："当你这么想的时候，问题出现了：我能重新变回以前的自己吗？"（激活）

患："以前的自己，我不这么认为，但也许有一点。您觉得能行吗？"

医："是的，我相信。您现在所遭受是抑郁；这是一种能被治疗的疾病。"（告知）

实用小贴士 "绿色处方"

1. 举例抑郁中能见到的各种表现，包括动机缺乏、精力不足、易疲劳、兴趣和乐感缺乏、愧疲、焦虑、感到能力不足、食欲下降、体重减轻、睡眠问题、躯体不适和社交回避。

2. 如果你患有抑郁，你不是自己一个人：大约10%的人会在人生的某个时间患有抑郁症。

3. 即使你丧失了希望：抑郁能通过持续治疗被成功治愈；通过药物治疗或认知行为治疗得到治愈的概率很大。

4. 避免因过度反刍（计划转移注意力的活动）而更加回避退缩，避免在早上卧床不起。尝试保持规律的生活。

5. 保证能遵从减轻压力的一般原则：严格坚持有充足的时间来放松和改变、打破计划、娱乐活动、不要同时有太多有压力的活动（如搬家、换工作等），和保持健康的营养（看医生）。

6. 检查抑郁前生活中是否有重要变化（职业或私人方面）、丧失、失败体验、人际冲突、过高要求、搬家、换工作，并与医生讨论这些方面。

精神药物治疗

对*轻度*和*中度*抑郁障碍，精神药物治疗可以用作心理治疗的补充。然而，研究发现起始阶段进行心理治疗能降低抑郁复发的风险，而第一次抑郁发作中单纯使用药物治疗有倾向增加此后再发抑郁的风险。

对重度抑郁障碍，需要使用抗抑郁药物治疗联合心理治疗。值得注意的是需要告知患者所有的抗抑郁药发挥疗效需要至少 2 周的延迟期，然而副作用可能立即就发生。药物治疗应持续约 6~9 个月。为防止抑郁复发，需要使用长期维持预防用药。

*抗抑郁药物*从临床实践、活性成分和主要适应证方面能被分为三组。
- *增加精力的抗抑郁药*，如五羟色胺再摄取抑制剂（SSRI）
- *镇静作用的抗抑郁药*：米氮平，一种独特的五羟色胺活性的抗抑郁药。
- *其他类*：文拉法辛，度洛西汀

开具精神药物需要互相信任的医患关系，这也能提高药物的依从性。尤其在治疗的困难阶段，如在开始阶段当所需的抗抑郁作用还未发挥，而副作用已经影响了患者的健康时。患者感到自己被认真对待是至关重要的，例如当他抱怨副作用的时候。当患者的抱怨不符合常见的副作用类型时，医生也不应该轻视这一点。

有充分证据表明抗抑郁*药物治疗*在急性期的有效性。长期来看，心理治疗优于药物治疗。抗抑郁药对 70%~80% 的案例有效。必须要考虑到平均 2 周的疗效延迟期。抗抑郁药能影响到中枢神经递质，尤其是五羟色胺、去甲肾上腺素和多巴胺。

在有自杀倾向案例中怎么做？

识别

自杀倾向常常存在数月之久，尤其是老年抑郁患者，外界认为这是禁忌话题（"不要谈这类的事情"），而患者大部分时间通常并没有自杀的愿望，但有时被这些压迫性的想法所淹没，患者也感到这些想法与自己的人格是格格不入的。通常，患者在这种自杀危机后会寻求医疗帮助（表 9.3）。

表 9.3   自杀行为的危险因素

有慢性进展性痛苦疾病的患者

隔离，行动受限，断绝与外界联系

近期有丧失体验

既往自杀行为

家族里自杀行为（生物学因素，学习-历史因素，认同）

某些情绪障碍（双相障碍，忧郁性和神经症性抑郁，精神分裂症）

　　假设存在抑郁障碍，那么也应特意询问患者未提及的抑郁症状。需要明确地询问死亡的愿望或自杀观念。

> **实用小贴士   "识别"**
>
> 　　*典型的患者说法包括：*
> - *我可以收拾好这一切。*
> - *不管怎么样都没有意义了！*
> - *我不知道在家还能做什么…只剩下一件事情了。*
> - *如果死于这次心脏病发作就好了。*

　　只有当医生表明这是很正常的人类话题，他也对此毫不介意的时候，患者通常才能谈论这些令其感到羞耻的想法，这一话题不再成为禁忌。识别自杀倾向，评估自杀的危机程度，并开放而具体地抓住自杀倾向是很重要的。

　　抑郁伴自杀倾向的人的情绪感受、人际关系和眼界范围都是有限的。这种有限性从外界看来是非常明显的。亲近的朋友或家人能意识到行为上的这种变化；这个人变得越来越退缩或作出某些暗示。

　　应严肃对待每个暗示。如果医生在谈话中感受到患者的生命处于危险中，那么这种感受是非常独特和重要的。如果能通过理解和共情的方式而非审判那样进行谈话，那么有机会能公开谈论这一困难而高度矛盾的话题对患者来说是一种解脱，因为自杀这一话题往往充满着极度的愧疚和羞耻感。以下问题分类可以为这种开放而中立的对话提供指导（表9.4）。

表 9.4　对自杀倾向的问题分类

您最近是否想过杀死自己？

频繁吗？

您是否即使在不愿这么想的时候，还是感到不由地去想？

您是否不由自主有自杀想法？

您能抵抗这些想法吗？

您是否对怎么做有具体的想法或计划？

您做出任何安排了吗？

有什么让您觉得值得活下去？

您是否对任何人谈起过自己自杀的想法？

您是否尝试过自杀？

您的家人或朋友或熟人是否自杀过？

不自杀协议

药物治疗的访谈中最好签署不自杀协议。前提是患者有能力做出安排。医生能基于以往对话评估这一点：

- 患者多大程度上准备好谈论他的自杀企图和生活中潜在的问题？
- 医生能与患者做到情感上的接触吗？
- 患者是否有认知能力反思自己的处境？

实用小贴士　措辞举例

　　A：我想请你，先是口头上的之后会写下来，保证你不会伤害自己。

　　我想让你看着我，说出接下来这句话：

　　我保证我不会有意或无意杀死自己，不管发生了什么、我的感受如何。如果我有自杀的想法，我会去精神科急诊就诊。我承诺遵守这一约定，直到明天早上8点钟。

在患者说出这些话之后，医生通过握手和确切的眼神接触来再度确认协议。如果患者不愿说出这些话，措辞模糊，没有投入情感，以及回避眼神接触，那么医生需要要求患者大声、真心、并看着他的眼睛重复这句话。如果患者不能做到，则存在高自杀风险和住院治疗的指征。

作为额外的保证，医生也可以写下这一协议，让患者签字并保留备份。协议措辞可根据当前患者处境而定，应适用于患者自己的语言。

不自杀协议的有效时间框架可以与患者个人交流，能从数小时到数日不等。在每次会面的间期和协议失效之前，医生再次评估急性自杀倾向，并和患者建立新的协议。评估的结果可以记录在医疗病历中或标签上，如患者否认任何目前自杀企图。

实用小贴士　书写不自杀协议/承诺治疗协议举例

- 如果我处在危险中，我会打电话
- 我不会有意或无意杀死自己，无论发生了什么
- 我不会杀死自己，不管我感受如何
- 我将利用每个能帮我做决定继续活下去的机会
- 如果我开始考虑死亡，我将遵从紧急计划
- 我保证在下次会面之前都这么做

紧急计划

紧急计划是为了在患者的自杀观念难以承受时，提供自杀以外的选择。它能这样表述：

"在有难以承受的内心压力和自杀想法时，我会求助于：

- 我的朋友艾瑞卡
- 我的家庭医生，施密特医生
- 我的心理治疗师，弗朗茨医生
- 精神科急诊室
- 电话热线

我发现告诉对方我处于难以忍受的状态以及在考虑自杀时能得到释放。"

与信赖的人之间的情感依恋对于预后是极其重要的。除了患者亲近的人以外，当然也可能是医生。

澄清全部处境和所有突出的问题后，必须与患者特意讨论今天和之后的时间里该怎么做，谁能支持他/她，以及他/她内心压力再度增加时如何联系医生。通常谈话中直接涉及的人，例如家庭成员，或其他信任的人（如果患者同意），以及紧密安排更多预约都是有用的工具。

常见错误

- 强迫患者从事非自愿（至少在某些程度上）的活动是很困难的。

- 潜在的自杀倾向可能被忽略；这是为什么总是需要澄清这一点。抑郁患者被询问自杀观念时并不会感到奇怪；询问这类问题也不会扩大潜在的自杀风险。
- 医生想通过这样的话来安慰和鼓励患者："想想生命能多么美好…你不考虑妻子和孩子吗？休假2周对自己好一点吧。"
- 医生积极地采取措施，却没纳入患者（如开具药物处方，转诊到精神科医师）。
- 医生被患者的害怕和恐慌过多引导，而不再能发挥功能。

合作和逐级照料

在定位于躯体医疗的设置中对抑郁患者的治疗目标是始动心理或药物治疗。医生在对话中不应做超出给予信息以外的事情。对抑郁障碍相关的深层冲突或不当认知做工作需要经过特殊培训（表9.5）。

表9.5　逐级照料模型

逐级照料模型
级别 1：所有已知和可疑的抑郁表现
评估，支持，心理教育，积极监测，并转诊到进一步评估和干预
级别 2：轻到中度抑郁
心理社会干预，药物，转诊到进一步评估和干预
级别 3：重度和复杂抑郁
联合高频度心理干预和药物治疗
危机服务
住院治疗

任何情况下，当抑郁症状达到中度及以上时，精神心理治疗专家的参与都是有必要的。可以考虑单独或联合使用以下治疗措施：认知行为治疗，精神动力学取向治疗和人际治疗。

*认知行为治疗*在于改变习得性无助及无价值的认知和感受，改善情绪上对自我的感知和表达模式，促进问题解决相关等。这是通过分析失调的认知、使用"苏格拉底式对话"检验现实，以及发展出替代性认知等方法来实现的。

*精神分析或精神动力学治疗*旨在澄清、理解和阐述意识层面和无意

识层面人际间和内心的冲突。在这里会考虑到早期创伤和"客体丧失"。应该改变关系模式，处理冲突。这种做法是基于患者的过去会影响到当前状态的观念。患者将在治疗关系框架内在情感上体验到其对个人的重要性。

人际治疗（IPT）是特意为抑郁患者的治疗而开发的。人际治疗把抑郁视为一种疾病，把患者视为病人角色。治疗关注于抑郁症状和当前人际应激源之间的关系。人际治疗有明确的框架，其疗程被分为三个阶段，应该通常在 16 次后完成治疗。

文化角度

虽然根据当前主流理论，抑郁的发生是普遍的，但是不同文化下的医学信念显著影响着对抑郁的识别、理解和诊断以及患者的求助行为。抑郁的核心症状在欧洲和欧洲以外的文化中是相同的，如情绪变化、睡眠和食欲等生理功能失调、和疑病症状。而其他症状，如愧疚感和自杀倾向，则在不同文化间频率和强度各不相同（Sartorius，1983）。

根据世界卫生组织的研究（Simon 等，1999），符合抑郁症诊断标准的患者的躯体表现很不一样。没有与初级医疗医生保持长期关系的地区的患者的躯体不适表现远多于大多数患者有私人医生的地区。

亚洲

2001 年发表的一篇文献综述证实了数十年来的研究观察，即中国人倾向于否认抑郁情绪，而是通过躯体不适来表达它（Parker 等，2001）。在台湾，社会变化、引入全民健康保健体系和对抑郁进行公众教育在近些年提升了抑郁的治疗率（Chien 等，2007）。

中医医师并不诊断抑郁，相信中医的患者们也并不认为抑郁情绪本身是一种西医概念上的医学疾病。根据中医经典理论，人类有七种主要情绪，即喜、怒、忧、思、悲、恐、惊。这些情绪与特定脏器有相应联系（参见关于中医的介绍）。如果其中一种情绪失去平衡，如它打破了阴阳或脏腑之间和谐的动态关系等，那么它可以伤害到所联系的脏器（参见第四章中医部分）。中医医师把这种情况视为动态的过程，而非一种持续的状态，因此需要他们通过开具草药处方来不断努力"恢复平衡"。值得注意的是，对诊断和治疗的理解对患者来说也发挥着心理治疗的作用。

在这一文化背景下，大多数中国精神科医生在 20 世纪 80 年代喜欢把抑郁综合征诊断为神经衰弱。而在 20 世界 90 年代后，发现和治疗这么多抑郁患者对他们来说变成了新的事物。在某些程度上，这种变化可以理解为抑郁概念的变化带来的结果，而并非强烈表明中国抑郁患者突然间比以前显著增加了。

在越南，经济的发展、社会和文化的变革带来了生活方式、工作环境和人口结构的变化。这一变化在过去十年间增加了压力相关的抑郁。抑郁在越南仍然是有病耻感的，并在社区人群、家庭和患者中还未得到充分认识。患者愿意就诊于并没有太多精神科知识的全科医生，这可能进一步耽误了抑郁的识别。

抑郁患者中常常能见到疼痛、进食障碍等症状，尤其在老年、围绝经期女性等患者中。全科医生未能识别抑郁症状，而把患者转诊给某些专科医生，而非精神科医生。性欲丧失很难被意识到，也常常被忽略，尤其在越南的女性中。

在越南，药物是抑郁的治疗中最主要的，心理治疗的应用仍非常有限。在偏远山区，也常使用迷信的方法治疗。患者自我治疗时也会滥用酒精和物质。

非洲

如之前提到的，虽然很多抑郁症状是普遍存在的，但是用当地习语来描述也很常见，例如津巴布韦绍纳地区所用的"想太多了（Kufungisi-sa）"。有些症状如食欲减退可能不够特异，因为还有很多躯体原因；有的症状可以被文化解释，如在梦中看见死者呼唤其加入其中。疾病归因包括关系问题和超自然力量。在抑郁、贫穷和经济剥夺之间存在着复杂的关系（图 9.4）。

在非洲，农村和城市地区的治疗设施并不一样。治疗常常是在非传统的设置下给出的，并可能与传统方法联合使用（Patel 等，2001）。

拉丁美洲

埃斯科瓦尔（Escobar）等比较了哥伦比亚和美国的抑郁住院患者（1983），结果显示哥伦比亚患者的抑郁程度更重。拉夫（Raab）和梅齐（Mezzich）比较了秘鲁和美国的抑郁患者（1980），发现秘鲁的样本中内

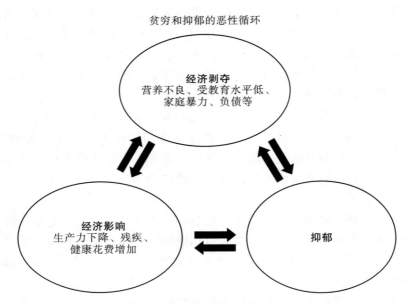

图 9.4　贫穷和抑郁的恶性循环

源性抑郁的发生率更高。这两个国家的共同因素包括：梅斯蒂索混血文化，受教育水平低，女性和已婚患者多。这一点也再次确认了图 9.4 中所示贫穷和抑郁的恶性循环模式。

　　巴西南部产后抑郁的发生率较高，多数严重的案例和更高的频率整体上与不稳定的经济状况和缺乏对怀孕的接纳有关。这一证据给预防和治疗相关的公共健康部门施加了压力，表明对抑郁完整的随访的要求。家访等措施，至少对低收入的母亲而言，是至关重要的。然而，强调贫穷是不充分医疗保健机会的罪魁祸首也是重要的。

自杀行为的文化差异

　　宗教背景和社会态度决定了是否报告自杀。在很多低自杀率的国家，包括穆斯林、佛教和天主教社会，自杀是被宗教道德制裁的。自杀率通常在几十年间是相对稳定的，然而社会文化和政治动乱可以造成改变。自杀动机在不同社会之间各不相同。在东方国家，自杀与精神或躯体疾病及相应的负性反应有关，如家庭内的负性反应。在不发达和发展中国家，自杀前常有冲突或经济问题。在西方国家，人际关系问题或药物使用则发挥着更大作用。

日本的家庭式自杀

导火索是父母单方或双方发生了社会上难以容忍的状况，如财政负债或不能治愈的疾病。很多原因可能会导致在家庭式自杀中纳入孩子：原因之一是担心父母去世之后，没人能照顾孩子，而只有父母能充分照顾他们。另一原因是父母和孩子之间强烈的家庭纽带：作为一个家庭而死去比家庭已经破碎而只留下一个家庭成员要好。

参 考 文 献

Arroll B, Khin N, Kerse N. Screening for depression in primary care with two verbally asked questions: cross sectional study. BMJ. 2003; 327: 1144-6.

Chien IC, Kuo CC, Bih SH, Chou YJ, Lin CH, Lee CH, Chou P. The prevalence and incidence of treated major depressive disorder among National Health Insurance Enrollees in Taiwan, 1996 to 2003. Can J Psychiatry. 2007; 52 (1): 28-36.

Escobar JI, Gomez J, Tuason VB. Depressive symptomatology in North and South American patients. Am J Psychiatry. 1983; 140 (1): 47-51.

Mezzich JE, Raab ES. Depressive symptomatology accross the Americas. Arch Gen Psychiatry. 1980; 37 (7): 818-23.

Parker G, Gladstone G, Chee KT. Depression in the planet's largest ethnic group: the Chinese. Am J Psychiatry. 2001; 158 (6): 857-64.

PatelV, Abas M, Broadhead J, Todd C, Reeler A. Depression in developing countries: lessons from Zimbabwe. BMJ. 2001; 322: 482.

Sartorius N, Davidian H, Ernberg G, Fenton FR, Jujii I, Gastpar M. Depressive disorders in different cultures: report on the WHO collaborative study on standardized assessment of depressive disorders. World Health Organization; 1983.

Simon GE, von Korff M, Piccinelli M, Fullerton C, Ormel J. An international study of the relation between somatic symptoms and depression. New Engl J Med. 1999; 341 (18): 1329-35.

Wittchen HU, Jacobi F, Rehm J, Gustavsson A, Svensson M, Jönsson B, et al. The size and burden of mental disorders and other disorders of the brain in Europe 2010. Eur Neuropsychopharm. 2011; 21: 655-79.

第十章
焦虑障碍

费长青

案例学习"广场恐惧症" 一位41岁女性患者在急性流感样感染后，出现视物模糊和非常不舒服但又相当不特异的头晕。她因为这些症状而休假了很长一段时间，几次尝试适应法律助理的新工作也失败了。她尤其不能忍受在电脑显示器前工作。几个月前，她失去了做了很多年的工作，因为她的老板放弃了律师执业。此后，因为在车库停车造成了小擦痕，她变得越来越退缩，出门越来越少，也不敢开车了。由于她住在乡村，这样严重限制了她的活动能力。

（待续）

定义

焦虑是基本的人类体验之一。所有情绪和躯体疾病或直接或变相地都伴随着不同类型的焦虑。感到恐惧的特质保证了个体的生存，这一点类似于感受疼痛的能力。完全不感到恐惧可能如同有过度恐惧一样是罕见或异常的。

恐惧是有用和必要的，作为：

- 回应威胁性事件的警报信号
- 使身体做好快速反应的准备
- 逃跑和回避的待命模式

恐惧变成一种疾病，当：

- 它的强烈程度不合理
- 它发生地太过频繁和持续太久
- 人失去了对它的控制
- 人必须回避感到焦虑的情境

- 它限制了每天的生活
- 导致酒精或物质的滥用
- 人因此感到非常受折磨

焦虑包括复杂的躯体和情绪上同步的发作，可以反映在四个层面上（表 10.1）。

表 10.1　焦虑症状的四个层面

行为	感受	身体	思维
回避，逃跑	感到紧张、担心、惊恐、不真实感，害怕要疯掉、死去或失去控制	颤抖，出汗，心慌，头重脚轻，头晕，肌肉紧张，恶心，喘不上来气，麻木，胃痛，刺痛感	将要发生可怕的事情，我必须离开这里，我很绝望

现实意义

焦虑障碍中躯体症状常常取代了可意识到的恐惧，即所谓的情感等价物。这一方面在心身医学初级医疗中尤为重要，因为经历躯体不适的患者主要会看全科医生或在必要时看专科医生。焦虑障碍常常得不到诊断、被误诊或确诊太晚，并很少得到特异和合适的治疗。得不到治疗时，焦虑障碍常常变得慢性化，而很少自发缓解。焦虑障碍与其他类型精神障碍（如抑郁和躯体形式障碍）共病率高。这些都表明及时识别能为初级医疗节约高额成本。

理论

症状

很多焦虑障碍患者的情绪都隐藏在躯体症状背后。表 10.2 展示了不同器官系统下焦虑可见到的躯体症状。

表 10.2　恐惧的躯体症状

心脏	心律不齐、心率快或心脏怦怦跳，心悸，左侧胸部压迫感
血管系统	面部和四肢苍白或潮红，手脚出冷汗，高血压
肌肉系统	颤抖，膝盖发软，运动性不安，肌肉紧张，瘫痪感，关节和四肢疼痛，刺痛麻木感
呼吸系统	过度通气，胸闷气短，害怕窒息
消化系统	咽部异物感（癔球症）伴吞咽困难，吞气和打嗝，呕吐，胃痛，腹泻
植物/自主神经系统	出汗，瞳孔扩大，尿急
中枢神经系统	头晕眼花，颤抖，眼前黑点，视力受损（如复视），头痛，失眠，注意力集中困难，乏力，虚弱，人格解体和现实解体

诊断分类

惊恐障碍（ICD-10：F40.01）

最核心特点是反复发作的强烈急性恐惧，即所谓的惊恐发作。发作与特定场所无关，通常患者体验为自发的发作性心慌、胸痛、窒息感、严重头晕、头痛、甚至疏离感。此外，也会出现害怕要死去或疯掉。这些症状自发产生，完全无法预料，持续数分钟到一小时。

案例学习："惊恐障碍"　一位 36 岁女性患者有严重的惊恐发作，并因此完全破坏了她的稳定性。她是三个孩子的母亲，在她的丈夫改变了行为方式之后起病，丈夫的改变对她来说完全是出乎意料和无法想象的——他染了头发，宣告从此将要去做自己的事情，随心所欲。在此之前几年里，他俩花费了高额个人成本重新装修了从父母那里继承来的房子。

患者感到非常不知所措、无助和难以应对，几乎不能应对持家的任务。她反复被强烈的恐惧感打败，伴心悸、严重头晕、出汗和颤抖。她常感到自己处在"失控"或"发疯"的边缘，所以她的丈夫有时认为她可能会在当前压力下跳楼。

只有在密集的长程心理治疗、在专科数月住院治疗和短期使用抗焦虑抗抑郁药物之后，她逐渐能较好地应对这种恐惧，承受不愉快的紧张的状态，并恢复对生活的掌控。

夫妻二人发现了关系中早已潜藏在表面之下的裂缝。两个人最后决定分开了。

恐惧性焦虑障碍（F40）

广场恐惧症（ICD-10：F40.00 不伴惊恐发作，F40.01 伴惊恐发作）

很多伴惊恐发作的患者会回避那些诱发焦虑的场所。很多患者的回避行为可能甚至到不能离开家的地步。广场恐惧症不仅是指害怕空旷的场所，还有害怕如人多，或望能离开当前场所而撤退到安全场所。这些患者回避或伴随极度焦虑而勉强忍耐的典型场所包括百货大楼、电影院、餐馆、公共交通工具、开车、电梯或高处。很多患者报告在有人陪伴时能较好忍耐那些让他们害怕的场所。为了替代能减轻恐惧的信赖的人，患者可能会带着药物、有特殊气味的东西或医生的电话号码。广场恐惧症也可能在没有任何前驱急性焦虑发作或惊恐发作的情况下发生。这些患者往往报告当他们离开熟悉的环境时，会感受到一种非常弥漫的阴森和威胁感。

案例学习："广场恐惧症"（继续） 患者进行了很多专科检查和随后的住院治疗以排除任何可能的器质性病因。她难以耐受抗抑郁药物。经过 2 个月住院的康复项目和门诊团体心理治疗，她能做一些兼职工作，并能应对日常生活而不受明显限制。

社交恐惧症（ICD-10：F40.1）

主要是当患者必须应对其他人或在可能被他人评价的场合时，感到过分害怕和回避。他们害怕失败，害怕愚蠢的举动被嘲笑或被贬低。社交恐惧可能仅限于特定场合，如在公共场所吃饭或发言，或会见他们不太熟悉的人。患者会表现出如脸红、手抖、恶心或尿急等不适。

案例学习："社交恐惧症" 一位 25 岁的医学生对跟他人一起吃饭感到越来越有问题，如在自助餐厅里。他感到难以下咽或有严重的甚至难以抑制的呕吐冲动。慢慢地，他回避这种场合，也意味着他常常自己一个人。他能完全集中注意力去学习，但是有时会非常不安，以致在家也发生进食的问题，虽然发作形式较缓和。他常常在与别人打交道时感到不安全，而再之前，他觉得自己太胖，出汗太多，可能因为自己的存在让他人感到不舒服。

虽然他在离家 750 公里的地方上学，但他与家人保持非常密切的联系，并经常寻求父亲的建议。他的父亲为他感到非常骄傲，因为他是整个家族第一个上大学的人。

患者的问题是与原生家庭分离的问题。他对自主性的需求仅仅间接地浮出水面。当他在考试后接到消息能去美国参加一个研究课题时，他能在麦当劳吃完一整顿饭。在这种公共场合，他再也没有感受到任何症状。

特殊（孤立）恐惧症（ICD-10：F40.2）

这种恐惧仅限于接近某种动物、高处、雷电、黑暗、飞行、看见血或伤口，或害怕被暴露于某种疾病，如艾滋病。这种障碍的程度取决于患者能多轻易回避所恐惧的情景或物体。

广泛性焦虑障碍（ICD-20：F41.1）

典型的广泛性焦虑障碍是广泛而持续的恐惧，但并不局限于环境中特定场所。他们对生活多个方面感到害怕和担心，如工作、合伙关系等。

案例学习："广泛性焦虑障碍" 一位38岁患者工作发生了变化，他的老板退休了，对他而言这完全是意料之外的。他变得非常焦虑，深深感到无助和绝望。他难以控制这种感受，感觉命中注定是不幸的，像陷入巨大的深渊一样。只有密集的精神-心理治疗性的支持能逐步使他稳定下来。

他尝试了几个月后，比如与新老板相处、减少工作时间等，感到这都是徒劳。他决定辞职，而这让他在非常短的时间内感到释放之后带来了新的危机。他的情况再一次几个月都不能稳定，直到他有机会进入国家就业办公室提供的一项广泛培训项目中。

我们发现他从小时候开始就对疾病有严重恐惧感，缺乏自信，而且难以做决定。在他更稳定的阶段，我们对此也都做了相应的短期干预。

疑病障碍（ICD-10：F45.2）

患者总是担心患有一种或多种严重的进展性的躯体疾病。把一般的躯体感觉解读为异常的、难忍受的，并归因于严重疾病。

躯体形式心血管系统自主神经功能失调（ICD-10：F45.3）

这种分立的恐惧症中，患者所恐惧的对象不是外界的一部分，而是自己身体的一部分。恐惧的核心是未能识别的心脏疾病和死于心源性疾病。症状常常类似心绞痛，但是被证实并没有器质性的基础。心脏恐惧症患者罹患心脏病的风险并不会增加。但是通过不断检查，尽管并没有发现显著异常，患者确信自己患有严重疾病的信念变得越来越强。

强迫症（ICD-10：F42）

强迫症的核心特点是强迫观念（闯入性、不想要的想法）和强迫行为（执行高度仪式化的行为，以抵消强迫观念带来的负性想法和情绪）。一种症状类型可能是重复洗手，甚至到了伤害皮肤的程度，来抵消受到感染的恐惧。

鉴别诊断

必须考虑与以下重要的躯体疾病鉴别诊断：

- 甲亢
- 冠心病
- 阵发性心动过速
- 嗜铬细胞瘤
- 低血糖
- 癫痫发作
- 药物不良反应
- 药物滥用

频率和病程

焦虑障碍在欧洲国家终身患病率为14%，是一般人群中最常见的情绪障碍。以下各种焦虑障碍亚型的终身患病率分别为：特殊恐惧6.4%，社交恐惧2.3%，广场恐惧2%，惊恐障碍1.8%，以及广泛性焦虑障碍1.7%（年轻人）到3.4%（老年人）（Wittchen 等，2011）。

继发酒精和/或药物滥用，共病抑郁，过度就诊于医疗和心理社会机构的患者有慢性化的风险。

起病

生物心理社会模式中以下三个因素在焦虑障碍患者中发挥着不同作用：

神经生物学改变

先天和后天神经生理兴奋性升高所伴随的焦虑感受，储存于杏仁核和下丘脑。这种情绪记忆是长期的，能被特定场景激活，但也能通过心理治疗和精神药物等途径经前额叶控制冲动而抑制。此外，焦虑患者的五羟色胺和去甲肾上腺素代谢也是失调的。

心理社会特质

应对恐惧对经历生命各阶段的每个人来说都是成长发育的任务之一。如果家长抚养子女的方式不那么共情，不提供充分的保护或过度保护，则不利于在冲突情境下应对恐惧的强化机制。焦虑状态的诱发因素是典型的临界期，如青春期、结束上学、离开父母家、结婚、孩子离开家、职业生涯结束、或某个亲近的人去世等。可信赖的联接对焦虑障碍起病有着良好的保护作用。

有压力的生活事件和疾病

这些事件包括生活环境的改变，如搬去其他城市或国家、真实或预期地失去某个亲密的人、工作或家庭情况。支气管哮喘或心脏病急性发作时，会有对死亡的恐惧伴窒息感。

实践应用

识别

介绍举例"很多人都在各种不同场合感到害怕。您能告诉我以下场所或物体会让您感到害怕或想要逃避吗？"

询问病史举例

惊恐综合征 "您是否有时感到突如其来的难以预料的惊恐发作，尽管当时并没有真实的威胁？"

广场恐惧症 "是否有些特定场景或地方让您感到害怕或您会尽可能回避，如百货大楼、开车、人群、电梯或密闭空间？"

社交恐惧症 "您是否害怕或回避某些您可能被别人注意或评论的场合，如在公共场所发言、在聚会上吃东西等？"

特殊恐惧症 "有某些特别的东西或活动让您感到害怕吗，如动物、高处、飞行、看见血或伤口？"

广泛性焦虑障碍 "您是否经常感到过度的难以自控的担心，如对家里的事务、工作或财政收入？"

　　强迫症　"您是否有一些难以摆脱的没有意义或不愉快的想法或行为，或即使您试图停下却必须反复去做的事？"

基本治疗态度

　　焦虑障碍的患者往往是友好的、适应的，而且很高兴找到他们信任并对他们很好的医生。然而，与此同时，他们倾向于毫无距离地黏附于医生，把医生用作给自己安全感的人，而丝毫不考虑医生自己的意愿。治疗的理想姿态是避免过度保护，也不抛弃患者，或使他们负荷过度。医生忍耐患者对亲密的渴望和对安全感的需要，不被患者众多主诉打乱，而是提供一种稳定和安全的印象。

　　医生能通过允许患者做选择的方式帮助无助和退化的患者建立框架，从而加强他行动和决定的能力。可以列出一系列有问题的地方，让患者决定它们重要性的次序，和需要解决的先后顺序。举个例子，"我们现在有三个话题：话题 1、话题 2、话题 3。你愿意先谈论哪个？第二和第三谈论哪个？我会记下这个顺序。"

基本干预措施

加强自主性

　　患者的自我责任感和自信心应该得到保持、保护和促进。在与患者合作中，医生试图发现患者的感受如何，尽管各种主诉和限制，他/她能做什么，以及他/她将什么建议付诸实践。改变通常应该逐步慢慢发生。如果迈的步子太大，导致患者过度负荷，反而可能带来复发。在发展中国家，医生被视为有能力治愈的人，类似"医生，您是唯一知道我必须做什么才能好起来的人"这样的言论应该被温和地反驳。

心理教育

　　如图 10.1 中示意，每位焦虑患者身体和情绪的压力水平都是显著上升的：

　　医生：当压力太大时，我们的身体常常做出反应，有焦虑的感觉和压力的症状（心跳快，气短，手心出汗…）。大致来说，当内在压力水平低的时候，需要较长的时间才能发生焦虑反应。而当你内在压力水平很高时，即使很小的压力也能成为压垮骆驼的最后一根稻草。

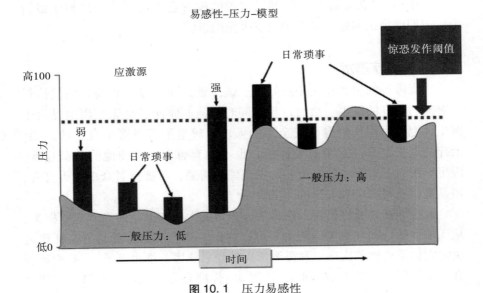

图 10.1　压力易感性

放松技巧

首先采取的一般措施包括通过放松技巧来降低较高的内在压力水平，如雅各布森的渐进式肌肉放松法。这样能显著减低焦虑水平。

恐惧的恶性循环

焦虑障碍的起病和维持最好可以使用"恶性循环"来向患者解释。对那些尤其有明显躯体自主神经反应的或密切观察自己的人来说，恐惧可能导致他们只能注意到躯体上的变化，而不是伴随的情绪因素。这些人倾向于进入"恐惧恐惧感"的状态，而预期的压力和紧张本身可以诱发恐惧信号。这一过程在恶性循环中变得越来越强烈，使患者彻底处于任由事件摆布的状态（图 10.2）。

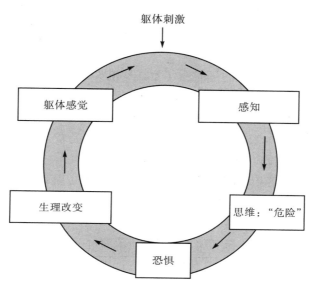

图 10.2　恐惧的恶性循环

实用小贴士：打破恶性循环举例："暴露"和"认知重建" 患者感受到气短和心慌，认为这是危险的，想到"我很快就要死了"。为了纠正患者对自己躯体症状的不当感知和解读，指导患者对躯体症状建立新的减轻恐惧的评估方法。此外，他/她将通过特定地暴露面对焦虑所激发的症状，体验它们为无害的，从而适应这些躯体不适。适合的暴露面对方法包括蹲起、走动、跳绳、蒸桑拿和健身等，来产生心慌和出汗的症状。

对于有焦虑相关功能性呼吸紊乱并常常导致过度通气的患者，这些症状可能通过联合运动直接诱发出来，即在办公室可以要求患者吸气和呼气，直到通过这么做引发躯体症状，如发紧、轻度头晕或皮肤刺痛感。患者体会到自己的症状是无害的，他/她自己可以控制它们。在严重过度通气时，可以使用塑料袋或合手捂住口鼻来重新吸入二氧化碳。

药物治疗

焦虑障碍的患者常常对药物治疗是质疑的，担心副作用或药物依赖。

因此，很重要的是与患者仔细讨论药物的疗效和副作用，并严肃对待患者的个体反应。如果焦虑障碍患者选择药物治疗，可以使用五羟色胺再摄取抑制剂（SSRI）。仔细观察患者的不良反应（表10.3）。

考虑以下因素：

- 体验到戒断症状的可能性（尤其是帕罗西汀和文拉法辛）
- 副作用和可能的药物相互作用
- 过量使用的自杀风险和中毒的可能性（尤其是文拉法辛）
- 患者之前对某种药物的治疗经历（尤其是依从性、疗效、副作用、戒断症状体验和患者个人偏好）

除危机情况下用作短期措施外，不要使用苯二氮䓬类药物。不要使用抗精神病药物治疗！

表10.3 焦虑障碍的药物治疗

苯二氮䓬类	植物制药	抗抑郁药物
在惊恐发作时短期有效（尤其阿普唑仑）；有依赖和耐药问题	用于一般性焦虑和对焦虑易感，缺乏证据能证明其有效性	SSRI类和SNRI类被证明对惊恐障碍和社交恐惧有效；有时甚至在低剂量时对广泛性焦虑障碍有效

惊恐发作的危机干预

如果一个人表现出惊恐发作，那么应该询问他/她是否已经在接受惊恐障碍的治疗。应经过基本的必要检查排除急性躯体问题。应给予患者惊恐发作和支持资源相关的书面信息（表10.4）。

表10.4 给惊恐发作患者的书面信息

即使是焦虑的患者，发生某种可怕的灾难的概率并不高于其他任何人

每个人情绪上都会有不愉快的感受。所以不要浪费不必要的精力试图去抑制恐惧，因为长远来看这么做是不会成功的

当你愿意承认不愉快的感受、留在当前环境中直到恐惧感消退时，克服恐惧是最成功的

当你练习去面对可怕的场景，以下态度和句子能帮到你：

感到害怕是正常的

我将挺过这个场景

这些躯体症状肯定不会一直持续

当这些结束时，我将感到释放和更强大

在可怕场景中伴发的躯体症状非常难受，但是它们既不是伤害性的也不危险。你锻炼的目标
　　是学习处理恐惧，和不再回避它。

发现你个人的压力极限是什么，试着不要超越这个极限，因为太多躯体和情绪的压力常常是
　　焦虑障碍的基础

　　在惊恐发作时，很有必要使患者平静下来。用平静、令人舒服、友好的语气说话，试着正常化患者的躯体感受。同时，加强其现实检验能力，使其明确当前没有理由感到害怕。积极的暗示措施可能有所帮助。例如你可以象征性地感受他/她的脉搏。

> **实用小贴士**　"您现在经历的是惊恐发作。您的心跳比较快；您感到呼吸困难。我能理解这让您感到不安。您感觉似乎自己正处在巨大的危险中。我想告诉您其实没什么好怕的。现在在我的房间里，您是完全安全的，您的心脏生理上也是健康的。您不会发生任何问题。我将和您在一起，直到这阵发作过去了。我已经发现现在您的心跳越来越慢、越来越平静了。"

> **实用小贴士："惊恐管理技巧"**
> - 使用呼吸技巧
> - 集中注意力，如"告诉我五个你现在看到的东西"。
> - "现实检验"不理性的信念
> - 积极自我暗示，同时观察身体的信号

　　尤其在患者担心"要疯掉了"或罹患难以治愈的疾病时，如果不强调病理学变化，而是强调其经历和行为是正常的，可能会有所帮助，因为患者正是从这里渐渐偏离的。

> **实用小贴士**　"实际上，您现在感到担心是非常正常的。但是我们应该问自己为什么您的担心变得如此强烈，以致您都彻底焦虑了。
> 　　我相信任何人在这种处境下都很烦。但是您的烦躁比那更强烈；您彻底愤怒了。"

易犯错误

● 自信、如慈母般体贴的医生试图为恐惧的患者提供母亲般的安全感、保护和温暖。在短期内，医生和患者都对此感到很舒服。然而长期来看，医生可能对患者造成伤害，因为他过度保护的态度可能抑制了患者解放发展的机会。

● 有抑郁人格特点和缺乏安全感的医生将试图摆脱焦虑障碍患者。黏附的行为和反复要求保证或医疗检查让医生感到厌烦，并可能变得不耐烦和生气。缺乏安全感的医生会避免去共情无助的患者。他/她几乎不能为患者提供支持，并试图通过提一些让患者无所适从的建议来摆脱患者。

医生作为助人者，保持必要的距离是很重要的。否则就有过度认同患者、或甚至被患者的恐惧传染的高风险。最糟的情况是这样会带来不必要的激进治疗去掩盖问题而不是澄清问题。

合作和逐步医疗 （表 10.5）

表 10.5　治疗焦虑障碍的逐步医疗模型

看全科医生和健康教育
使用放松技巧
使用草药配方
推荐自助小组
短期服用精神活性药物
精神科就诊，使用或不使用心理治疗
联合心理治疗和精神活性药物
住院治疗

有可靠证据表明药物和心理社会治疗对管理焦虑障碍都是有效的[英国国家卫生保健优化研究所指南（NICE）2011]。

严重和复杂类型的焦虑障碍需要专业心理治疗。如果首要任务是管理焦虑症，可以使用认知行为治疗。治疗项目通常包括此前在基础治疗中提到的元素，要更有针对性和高强度地使用：提供焦虑和惊恐发作相关信息，原本把躯体症状解读为有威胁性的认知和解读是扭曲的，以及出现焦虑症状时面对引发焦虑的想法。

如果相反，需要识别和处理无意识的冲突，则倾向于使用*精神分析为基础的治疗*。从根本上来说，这些治疗都不是症状取向的，而是因人而异的。

文化角度

文化背景对如何表达恐惧有着重要影响。

不同文化的人用不同方式的语言、动作、躯体反应和面部表情来表达情绪。大多情况下，焦虑的躯体症状和情绪症状都会出现。很多日常表达（俗语）也表现了情绪和身体的关系，如"肚子里有蝴蝶"或"脖子疼"。在中国，类似的表达如"发脾气"（指生气）或"肝火旺"（指情绪被激发了）（Kirmayer 和 Young，1998；Tseng，2006；Karasz 等，2007）。

例如，在亚洲国家，由于传统中医和民间信仰（混合了儒家、道家、佛家和萨满教）的信念，人们倾向于抑制对焦虑的表达。焦虑障碍的患者和家人可能寻求传统医学和寺庙里宗教治疗师的帮助，而非精神医疗服务（Ma 等，2010）。

以下将呈现恐惧的文化特异性表现的一些例子。

恐人症（Tai-jin-kyofu-sho）（日本）

恐人症是指一种恐惧人际关系的障碍或"人类恐惧症"。它与社交恐惧症不同，因为社交恐惧症是个人对暴露于陌生人面前的社交场合具有显著而持续的恐惧感。而恐人症患者更在意自己在其他人看来的样子，伴随着尴尬感和非常担心躯体变形。他们很愿意与他人交往，与陌生人相处也没有问题，但是对怎样适宜地与朋友、同事或上级相处感到担心。同样在半私人的环境中对熟悉的人感到交往困难的情况也见于韩国人，但未见于中国人（Kitanesh 等，1995）。

达特综合征（Dhat Syndrome）（亚洲）

患者主要见于年轻男性，常具有多种躯体不适，如乏力、虚弱、焦虑或愧疚感，认为在自慰或嫖娼时丢失了精液所致。在印度被称为达特综合征，在斯里兰卡、尼泊尔、孟加拉国和巴基斯坦被称为普拉姆哈

（*Pramha*），在中国台湾被称为*肾亏*。共同点为相信精液丢失会导致疾病。

恐缩症（中国）

1934 年在中国南部被首次描述，后来也见于亚洲和非洲其他地区。恐惧性器官（阴茎，也包括胸部）的突然消失，通常是回缩进身体。

畏寒症（中国）

畏寒症是对感冒的病态恐惧，常常因为阴阳失调产生。冷空气或过量使用寒冷的食物导致阴寒，从而带来虚弱和疾病。

心脏不适（伊朗）

"心脏不适"被认为是焦虑和抑郁障碍的表现（Good 和 Good，1982）。其表现从轻度兴奋到晕倒和心脏病发作不等。（参见冠心病章节）

惊骇症（Susto）（拉丁美洲）

惊骇症（"丢魂综合征"）在拉丁美洲非常常见，是基于身体和灵魂是人类可区分的两部分的观点。根据人们的说法，当幽灵偷取灵魂时，它就会离开身体。"惊骇症"主要见于儿童，因为他们的灵魂更弱。躯体症状包括：食欲差、恶心、呕吐和腹泻。儿童受到惊吓，尤其在晚上尖叫和哭喊。很多"惊骇症"的症状通过草药治疗。也有其他类型的魔法治疗，即"召唤灵魂"，是通过传统治疗师向善良的幽灵祈祷来恢复灵魂。

参 考 文 献

Good BJ, Good MJD. Toward a meaning-centered analysis of popular illness categories: "Fright Illness" and "Heart Distress" in Iran. In: Marsella AJ, White GM, editor. Cultural conceptions of mental health and illness. D. Reidel publishing company; 1982: 141-66.

Karasz A, Dempsey K, Fallek R. Cultural differences in the experiences of everyday symptoms: a comparative study of South Asian and European American women. Cult Med Psychiatry. 2007; 31 (4): 473-97.

Kirmayer LJ, Young A. Culture and somatization: clinical, epidemiological and ethnographic perspectives. Psychosom Med. 1998; 60 (4): 420-30.

Kitanish K, MiyakeY, Kim KI, Liu XH. A comparative study of taijinkyofusho (TSK) tendencies among college students in Japan, Korea and the People's Republic of China. Jikeikai Med J. 1995; 42 (3): 231-43.

Ma WF, Huang XY, Chang HJ, Yen WJ, Lee S. Impact of Taiwanese culture on beliefs about expressing anxiety and engaging in physical activity: a discursive analysis of the literature. J Clin Nursing. 2010; 19: 969-77.

NICE. Generalised anxiety disorder and panic disorder—clinical guidelines. http://www. nice.org.uk/nicemedia/Live/13314/52601/52601.pdf.

Tseng WS. From peculiar psychiatric disorders through culture-bound syndromes to culture-related specific syndromes. Transcult Psychiatry 2006; 43 (4): 554-76.

Wittchen HU, Jacobi F, Rehm J, Gustavsson A, Svensson M, Jönsson B, et al. The size and burden of mental disorders and other disorders of the brain in Europe 2010. Eur Neuropsychopharmacol. 2011; 21: 655-79.

第十一章
躯体形式障碍

费长青，阮京越，阮房段，凯瑟琳·阿博，格特鲁德·弗拉姆，
索尼娅·迪亚兹·蒙萨尔韦，张岚，魏镜

> **案例学习** 从小时候起，D女士就规律性下腹痛，有时伴腹泻。她很长时间没有去看医生，已经习惯了时不时的疼痛。最近几周，症状再没有彻底消失，疼痛也加重了；有时疼得特别厉害，以致她晚上难以入睡。她晚上会醒来，必须急迫地反复跑厕所，而这种里急后重感是让她最难受的。当有这种感觉时，她必须立即去厕所，因为她担心会控制不住大便，这种压迫感也很痛苦。她在服装店做助理，按时计工，因此她很尴尬。她总是找新的借口来告诉顾客和同事，但是她自己都不相信这些借口。
>
> （待续）

定义

国际上使用着"医学难以解释的症状（medically unexplained symptoms，MUS）"、"功能性躯体综合征"等术语以及精神障碍诊断和统计手册（DSM）和国际疾病分类（ICD）系统中的诊断分类"躯体形式障碍"。MUS和功能性躯体综合征是更宽泛的概念，而且没有给患者病耻感的风险。尤其在西方国家的全科医疗中，近些年很流行用"医学难以解释的症状"一词来描述患者病因不明的躯体不适。

可能需要区分以下术语：

1. 医学难以解释的症状（MUS）：一般术语，非常宽泛
2. 功能性综合征：躯体功能受损而非结构受损
3. 躯体化：通过躯体症状来表达心理问题或情绪障碍
4. 躯体形式障碍：DSM和ICD对精神疾病的诊断分类

根据 ICD-10，躯体形式障碍具有以下特征：

- 反复出现躯体不适症状
- 固执而持续的要求医学检查，尽管并未发现器质性问题（不良疾病行为）
- 否认情绪问题，尽管症状与心理社会生活事件或冲突有密切关系（躯体固着）
- 让人失望的医患关系（人际障碍）

现实意义

约 20% 就诊于家庭医生的患者的躯体不适并没有足够的器质性原因。治疗有症状却没有医学诊断的患者是困难的。患者用尚未能发现的躯体疾病来解释自己的症状，起初并不接受心身的解释。由于这些患者往往没有足够的动机进行心理治疗，他们更多在综合医院和不同科室治疗，而非进行门诊或住院的心理治疗。这些症状迁延不愈时，导致功能致残时间延长以及因过度进行医学诊断而在门诊和住院医疗中花费增加；表明躯体化现象在医疗中的重要性。

理论

症状

躯体形式症状可能影响到任何脏器系统。最常见的表现如表 11.1 所示。

表 11.1　躯体形式障碍的表现

器官系统	常见症状
心脏	胸痛，阵发性心动过速
血压	高血压和低血压调节障碍，晕厥
上消化道	恶心，饱胀感，腹胀
下消化道	疼痛，腹泻，便秘
呼吸	过度通气伴感觉异常
运动器官	背痛

续　表

器官系统	常见症状
泌尿生殖系统	泌尿问题，月经问题
神经系统	头晕，抽搐，瘫痪
一般症状	执行能力下降，失眠

　　表 11.1 中列出的大多数主诉都可归入某些诊断，于是就提示这个疾病是躯体性质的。而相应的药物、手术和其他躯体医疗取向的治疗的成功率却很低。表 11.2 总结了常存在躯体化现象的不同专业的诊断。

表 11.2　不同专业的诊断

专业	诊断
变态反应	食物过敏
心脏病学	非心源性胸痛
	左房室瓣脱垂症
口腔医学	颞下颌关节不适
	不典型面部疼痛
全科	耳鸣
	头晕
	癔球症
妇科学	经前期综合征
	慢性下腹痛
职业病学	多种化学物质过敏
	慢性疲劳综合征
	病态建筑物综合征[a]
矫形外科学	椎间盘突出
肺病学	呼吸困难
	过度通气
康复医学	挥鞭伤
风湿病学	纤维肌痛
军事医学	海湾战争综合征[b]

　　a 在建筑物里待较长时间后出现非特异症状，如头痛、恶心和皮疹

　　b 明显的疲劳、皮疹、嗅觉下降等，在参加过 1990 年海湾战争的英国和美国士兵中出现

诊断分类

躯体形式障碍（ICD-10：F45）

已证明以下分类亚型有助于临床实践：

- *未分化躯体形式障碍*（ICD-10：F45.1）：多种躯体形式症状持续至少 6 个月。
- *躯体形式自主神经失调*，相关自主神经系统包括心脏，消化道，呼吸和泌尿生殖系统（ICD-10：F45.3）（表 11.1）
- *持续躯体形式疼痛障碍*（ICD-10：F45.4）
- *疑病障碍*（ICD-10：F45.2）：患者长期过度怀疑患有一种或多种严重的、进展性躯体疾病。把日常躯体感受误解为威胁性的和难忍受的。
- *躯体变形障碍*，患者认为身体变形了。常伴随对整形手术的需求。

分离障碍（ICD-10：F44）

分离字面上是指"意识的分解"，例如疏离感、类似人格解体和现实解体、记忆丧失和逃避现实、半清醒状态或非癫痫性抽搐。

这些现象的发生常常与严重的情感创伤有关，尤其是在暴力和性虐待经历后。无法在言语层面对创伤进行处理。创伤性经历被分解，表达为恐惧、自主神经紧张状态和"创伤后应激障碍"中描述的症状。

鉴别诊断

躯体形式症状可能也是焦虑障碍或抑郁的一部分。焦虑或抑郁的感受不能被意识层面感受到，而是通过躯体层面来表达。我们也称其为情感等价物。见图 11.1 所示躯体化、焦虑和抑郁之间的重叠现象。

展望 DSM-V 和 ICD-11

"医学难以解释的症状"的概念促进了心身二元论。患者的症状被视为或器质性的（"医学可以解释"）或"医学难以解释的"（可能被视为暗示有心理社会原因）。疾病分类系统（ICD，DSM）中也体现着这一特点，尽管我们知道疾病是由生物、心理和社会混合因素决定的。为了克服这种两元论，需要描述在所有三个维度上（生物、心理和社会）给常有多种躯体症状的患者带来压力和痛苦的相关因素。

下一版诊断分类系统 DSM-V 和 ICD-11 正在筹备之中。正在激烈讨

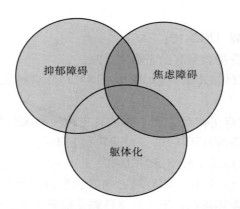

图 11. 1   躯体化、焦虑和抑郁之间的重叠

论"躯体形式障碍"分类的未来。对目前分类的批评指出，把器质医学和心理状态割裂的做法值得质疑，目前的定义描述不具有文化敏感性，很多躯体形式障碍分类亚型并不可靠，躯体化障碍的诊断标准过于狭窄。

这些批评推动了对躯体形式障碍的积极定义，包括疾病观念和疾病归因、疾病行为、健康相关焦虑、情绪压力、致残、生活质量、医患互动以及使用卫生保健资源。目前 DSM-V 工作组建议在未来使用"复杂躯体症状障碍（complex somatic symptom disorder，CSSD）"诊断标签来包含这种障碍。以下是 CSSD 的初步诊断标准：

为了符合 CSSD 的诊断标准，必须符合以下标准 A/B/C：

*1. 躯体症状：*一个或多种令人苦恼的躯体症状和/或导致日常生活明显受限。

*2. 这些躯体症状相关的过度想法、感受和行为或相关健康担心：*至少需要以下两项来满足这一标准：

a. 健康相关焦虑水平高

b. 对自身症状的医学严重性有过度和持续的担心

c. 对这些症状或健康担心投入过多的时间和精力

*3. 慢性：*虽然某一症状可能并未持续存在，但是总是有不适症状的状态是慢性的（至少 6 个月）。

频率和病程

躯体形式障碍在欧洲成年人中年患病率为 6.3%（Wittchen 等，2011），发病率排第三位，仅次于焦虑和情感障碍。女性被诊断为躯体形式障碍的比例远高于男性。

一项美国研究分析了三年间最常见的十个主诉背后躯体疾病所占比例（Kroenke 和 Mangelsdorff，1989）。发现在 1000 位患者中仅有 16% 具有器质性原因，而其余患者中很多可能为功能性躯体症状/躯体化（图11.2）。

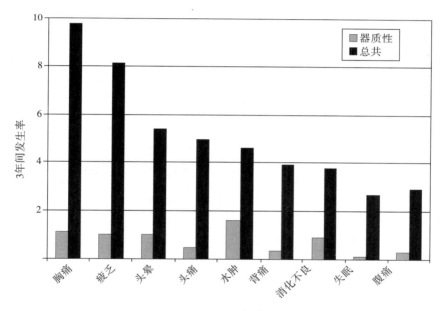

图 11.2　三年间躯体主诉

起病

每个人对情绪压力都有躯体症状的反应，如出汗、失眠、心慌、腹泻等。MUS 患者或未能意识到情绪压力，或抑制对情绪的表达。而是把注意力集中于伴随的躯体症状，并经过负性评估和增强作用，不再与诱发情绪有关联。躯体疼痛主诉取代对不愉快感受的表达。

在恶性循环中，躯体症状加剧了恐惧，恐惧反过来导致更严重的躯体症状（图 11.3）。

以下*心理社会因素*促进躯体化：

- 童年创伤
- 负性依恋经历
- 学习有类似症状的父母的模式
- 让情绪和躯体负荷过重的倾向性
- 低自尊，容易受侮辱和受伤
- 因更受周围环境的关注和支持，而加强了疾病角色
- 因病免于社会或家庭要求和责任

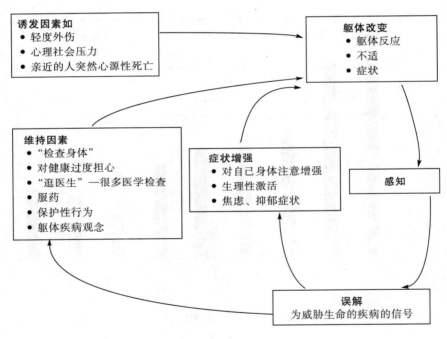

图 11.3 恶性循环

实践应用

识别

躯体形式障碍的信号可能包括：

- 症状并不符合解剖或生理规律
- 主诉症状是弥漫的
- 一方面接受症状却不接受情绪，另一方面对症状的描述是戏剧化的却未造成足够影响
- 患者显得悲伤、要求高、黏人
- 有其他的症状也不能被器质性原因充分解释
- 频繁换医生（逛医生）
- 当前压力，如工作或家庭中

实用小贴士："疼痛历史"

- 什么能缓解疼痛？
- 什么会加重疼痛？
- 伴疼痛的典型的一天是什么样的？
- 一天中疼痛程度有变化吗？
- 什么时候开始发生疼痛？
- 家族里或个人既往有什么与疼痛相关的经历？

基本治疗态度

心身医学初级医疗的治疗目标是建立共情和信任的医患关系，使患者感到自己的主诉和对疾病的看法是被严肃对待的。在排除器质性疾病后，可以讨论其他解释模型，如果有必要，可以激励患者进一步接受心理治疗。治疗目标是缓解症状，而不是治愈。推荐规律随诊，如每两周一次。

以下属于*基本治疗态度*：

- 严肃对待患者的躯体主诉
- 理解患者的无助、失望和愤怒
- 即使医生不相信存在器质性病因，患者应该至少经过简单的身体检查
- 不要仓促的把身体主诉与报告的或假设的情绪压力联系在一起
- 耐心、冷静，知道治疗的可能性和有限性

基本干预措施

三阶段模型

对初级医疗中的治疗，*三阶段模型*被证明是有帮助的。

阶段 1：感到被理解

- 采集症状的全部病史
- 探索情绪问题
- 探索社会和家庭因素
- 探索对症状的信念
- 既往类似的问题和治疗
- 简短和有重点的身体检查

在详细描述所有躯体不适后，医生引导患者表达对疾病和治疗的期待。

案例学习（继续）

　医：您认为是什么引起了腹痛？

　患：我知道这听起来很傻，但是我的母亲有尿道肿瘤，起病时也是这样的腹痛。我常常想可能还没人发现我的肿瘤。

　医：您对此很担心吗？

　患：是的。

　医：如果您同意，我现在给您做体格检查。

（待续）

简短的和重点的身体检查，以及共情患者的躯体不适，传递给患者对其躯体体验的严肃态度。

诊断应该同时考虑到躯体和心理社会因素。即使在首次就诊时，也应询问患者的心理健康情况。

在规律随诊时应重复进行仔细的身体检查，尤其对有持续躯体形式主诉的患者。这样，能及时发现症状的变化，给患者安全感和被严肃对待的感觉，理想情况下避免复杂的仪器检查。在出现新症状时，应调整或扩展躯体和心理社会诊断。

阶段 2：通过协商建立日程表

第二步治疗目标：

- 认可不适或症状

- 患者想要什么？
- 反馈检查结果

案例学习（继续）

医生：实验室检查、超声和 CT 的结果并没有发现器质性疾病的证据。我想查一下你的腹部…你腹部的中间部位很敏感，但是我没有发现其他明显的异常。但我能想象你因为这个不舒服很痛苦。

（待续）

阶段 3：建立联系

第三步治疗目标：

- 重新架构患者的主诉：把症状和压力或生活方式联系起来
    —焦虑的三个层面解释（图 11.4）
- 达成一致
    —认可躯体不适
    —治疗抑郁焦虑
    —自我管理策略
    —观察等待
    —心理治疗

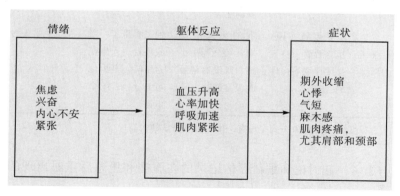

图 11.4　焦虑、生理反应和躯体症状的关系

通过解释心理生理的关系，如恐惧和躯体症状之间的关系，来建立*替代性疾病模型*。可以采用以下说法：

"感到害怕的人，身体分泌更多肾上腺素。这是为什么他们恐惧时心跳更快。"

"如果人们担心或抑郁，肠道也会收缩，并引起腹痛。"

日常使用的身体相关的表达也很有帮助，如"当心跳停一拍"、"让你恶心到胃里去了"、"到皮肤下（惹怒某人）"。

在这一阶段，我们也推荐使用症状日记（表11.3），记录对症状的感受和不当评估，例如害怕有严重疾病。在就诊时可以表达和讨论这些认知和情绪处理机制，也就是说放在新的背景下看待症状。

实用小贴士："症状日记"

"很多不同原因会引起胃痛。您看已经做了一些检查。我们将共同去发现问题。我想对您的症状有一个完整的了解，所以请在下次预约就诊之前记录疼痛日记。"

表 11.3　症状日记以更好地了解疼痛

日期/时间	症状/程度	场景，其他人，活动，需求	当时场景下的想法	当时场景下感受和情绪
周一 上午10点	胃痛（8）[a] 里急后重（8）	我正在推销，另一个顾客也想要我的建议	我必须结束了，否则我将失去下个顾客	有执行的压力，害怕失败
周一 晚上七点	严重腹痛（10） 里急后重（9） 排便伴烧灼样疼痛（9）	我的丈夫刚回家，晚了两小时，既没有解释也没有道歉	他去哪里了？当我独自一人坐在这里时，至少他可以给我打个电话	生气，紧张的气氛

a 严重程度0~10分：0分完全没有，10分非常严重和明显

与患者一起讨论和重新评估记录的在腹痛和里急后重时出现的想法和感受。

解释出现躯体症状和有压力的生活事件之间的联系，患者有了进行心理治疗的动机。

案例学习（继续）

　　医：您上次提到您在工作中有问题？

　　患：对，有的岗位正在裁员，我真的很担心。有时候我甚至会哭。

　　医：我能看出来您现在感到紧张和悲伤。躯体的紧张会导致肌肉痉挛和引起您现在感受的这种疼痛。

　　患：您认为这跟我的腹痛有关？

　　医：我认为您的压力可能会影响您的胃。

　　患：您认为我腹部的肌肉在痉挛并引起腹痛？但是我也感到悲伤，这也会引起疼痛吗？

　　医：是的，当然。您能放松吗，比如当您躺在床上时？

　　患：不能。

　　医：我认为这是您的担心带来的。

　　患：嗯，有可能，但是我能做些什么呢？

　　医：当您谈论起这些的时候感受如何？

　　患：告诉您我的感受并知道您能理解是对我有好处的。我试着坚强，但是我真的不知道下一步会发生什么。

　　医：我认为心理治疗性的访谈能帮您更好应对您对工作的焦虑和担心，帮您放松。

　　患："心理治疗性的访谈"具体是什么意思？

　　发生的压力情绪与躯体不适建立了联接。鼓励患者描述感受、表达批判、申明个人立场具有缓解情绪和减轻症状的作用。

其他治疗方法

　　躯体或运动激活（如有氧耐力训练、主动式物理治疗）之前应该做好充分准备，并持续鼓励。运动强度应逐步增加，并与休息期交替。

　　药物，如管理心脏功能失调、控制肠易激综合征症状、或减轻疼痛的药物，应该在审慎评估风险-获益后使用，并在有限的时间内使用。

精神药物治疗

　　对更严重、疼痛为主的躯体形式障碍，无论是否伴抑郁症状，不同类型的抗抑郁药物都中等程度有效。对非疼痛为主的躯体形式症状，只有发生临床相关的精神共病如焦虑或抑郁时，才应额外的短期使用抗抑郁药物。

易犯错误

医生认为自己已经识别了心身之间的关系，并愿意与患者分享自己的知识。但是患者并不接受医生的解释。相反，因为医生的解释，患者更封闭自己，并增加了躯体不适的表现。对于治疗，很重要的一点是认识到医生自己的理解并不重要，真正决定性的因素是患者愿意接受替代性的解释。

医生想过于迅速地激励患者进行心理治疗。治疗没有充分医学异常发现的躯体不适是非常缓慢的过程，需要高度敏感性。

合作

转诊去门诊或住院心理治疗最好成为逐步医疗模型中的一部分（表11.4）。

表11.4   初级和二级医疗中逐步医疗模型（改编自 Henningsen 等，2007）

初级和二级医疗中逐步医疗模型
第一步
确认对躯体形式症状的积极解释
对症治疗的措施，如缓解疼痛
建议逐步活动或锻炼，而不是休息
对不当的疾病归因和疾病行为提供建议，鼓励在生物心理社会框架下重构症状
如果适用：规律随诊而不是患者想来就来
第二步（如果第一步不够）
准备转诊给可以连续接诊的心理治疗师或精神卫生专家
考虑抗抑郁药物治疗
保证评估到创伤性应激源和背景维持因素，如诉讼
继续规律随诊而不是患者想来就来
与心理治疗师或精神卫生专家联络，讨论进一步治疗计划和困难

为了确定哪一治疗步骤适合有医学难以解释症状的患者，可采用图11.5 中所示程序（Kroenke，2003）。

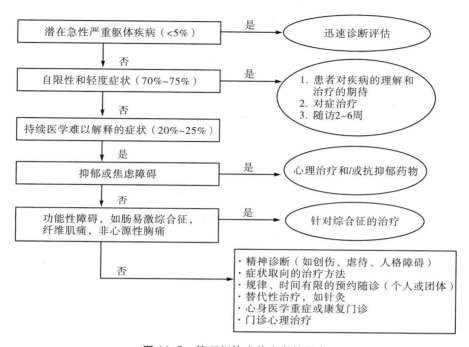

图 11.5　管理躯体症状患者的程序

认知行为治疗对改善躯体不适、提高生活质量和降低医疗花费有效。在慢性疲劳综合征、纤维肌痛、非器质性心脏问题等研究中发现了其在症状层面的改善作用。*精神动力学治疗在功能性上消化道和下消化道不适（如肠易激综合征）中有效。*

文化角度

非特异性、功能性和躯体形式症状可见于所有文化中，但是主诉的类型、解释模型、疾病归因和表达却有所不同。此外，还有"文化特异性综合征"，也就是仅存在于特定的文化中。因为移居产生的心理社会压力，包括沟通问题，少数民族和难民们可能更多报告非特异性功能性和躯体形式症状。

躯体表现也是患者疾病行为的一部分。这并不意味着患者不能表达情绪问题或不知如何表达心理压力。只是说明患者因为不同原因呈现出身体症状，包括正如基尔迈尔（Kirmayer）和杨（Young）（1998）所指出的，患者遵循着文化所决定的呈现问题的模式。表现出躯体症状有很多象征：它可以被视为疾病的标志、精神病理的指征、内部心理冲突的象征性缩写、文化特异的压力表达、表达对社会不满的媒介、以及患者试图在自己的世界重新定位的机制。这意味着需要动态地理解和抓住躯体症状的本质，而不仅仅是给躯体形式障碍打上躯体化的标签。

"躯体形式障碍"的概念和分类是当代专业取向的产品，即把身体和精神一分为二和仅根据症状性表现来分类疾病。

所有躯体形式障碍的发病率中并没有跨文化的系统性差异（Gureje等，1997；Kirmayer和Young，1998）。肠易激综合征（Chang等2006）以及对多种物质过敏或汞合金过敏（Hausteiner等，2005）似乎在西方国家更常见。

在拉丁美洲国家以及其他国家，传统医学和正规医学对于引起不同疾病的病因的看法迥异。虽然在任何疾病的诊断和治疗过程中这两种医学体系都有直接和相互影响，但是流行的治疗并不只限于专业上所定义的疾病，也在很大程度上包括心理社会和情绪问题。医疗人员所描述的某些疾病并不一定与大众知识所定义的疾病一致。患者决定看医生还是治疗师取决于对疾病病因的看法、疾病严重程度以及医疗资源可及性等因素。

用躯体症状表达压力的文化习语（伊朗）

伊朗人使用"心脏窘迫"的习语，可以理解为文化既定的个人和社会谈论主要与丧失和悲伤相关的表达方式（Laurence和Young，1998）。很多伊朗人使用与"心脏"相关的词语来表达紧张、压力和担心。很多人用"del"一词来同时指心脏和腹部，身体的这两个部位都是很多躯体不适的起源。"Del hard"是指腹痛和腹部不适，而"hard del"是指由于紧张或悲伤的事情而说出秘密或公开讨论。所以，很多心身不适都与"del"有关。患者对自己疾病的描述可能包括重要的言外之意，这把他们的躯体不适和社交困境、道德情感和未表达出来的情绪联系起来。在整个中东地区，人们都能理解提到心脏不仅仅是可能的疾病信号，而且是一系列情绪问题的自然隐喻。

躯体主诉是不同门诊中最常见和最重要的就诊原因（Ahmadzadeh和

Masodzadeh，1997）。就诊于精神科门诊的患者躯体不适的种类和数量甚至多于那些就诊于内外科和皮肤科门诊的患者。很多研究发现抑郁患者的主诉是躯体不适。精神科门诊最常见的主诉包括头痛、肌肉和关节疼痛、疲劳、心慌和消化道不适。躯体不适是伊朗抑郁患者最常见的表现，尤其在女性、老年和低社会经济地位群体中。害怕病耻感和接受躯体疾病而非表达情绪或发泄情感压力是造成这种现象的主要原因。

当然，大多数精神科患者第一次看精神科医生之前都因为躯体不适已经看过全科医生和其他专科医生，从而带来不必要的工作和医疗资源的占用，并延误对该患病群体的诊断和管理。

神经衰弱（中国）

神经衰弱一词由纽约神经科医生乔治·M·比尔德（George M. Beard）在 1869 年引入美国（Beard，1869）。当时非常受欢迎，包含了30 个症状。这一诊断概念传播到世界各地，在中国和日本被称为神经衰弱。神经衰弱包括了躯体、认知和情绪的症状。临床表现包括睡眠障碍、头晕、头痛、注意力集中困难、易疲劳和很多其他类似的症状的患者常常得到这样的诊断（Kleinman，1982；Yan，1991）。虽然神经衰弱一词起源于西方精神科，却在中国民间医学中变成一个流行的概念。

类似虚弱和耗竭的症状在中医看来很重要，与"气"不足或"肾"虚、"阴阳"失衡、"肝"旺、"心肾"不交等有关。它的病因被认为是器质性的，治疗却包括心理和社会治疗，如中草药、针灸、气功和太极。此外，出于对患者哲学和医学的考虑，也使用药物治疗、物理治疗和团体心理治疗。神经衰弱的概念还具有不带歧视的优势。

2001 年，躯体形式障碍的概念被引入中国精神障碍分类系统（CCMD-Ⅲ）。同时，建立了诊断级别，只有在排除抑郁障碍和焦虑障碍后才能诊断为神经衰弱。CCMD-Ⅲ中神经衰弱编码为 43.5，排在其他类型躯体形式障碍之后。因此，中国的精神科医生很少再使用神经衰弱。但是，神经科和大城市以外的综合医院仍在使用这一诊断。

转换障碍和疼痛障碍（越南）

转换障碍的症状包括功能性瘫痪和失声。近来，越南可以见到出神和附体障碍。在这种状态下，死去的人侵袭患者，来帮他们活着的亲人找到自己的坟墓。

躯体化疼痛障碍很常见。疼痛常常发生在胸部、头、关节等。也能发现有胃部、肠道和肌肉的不适。疼痛和其他躯体疾病如心脏疾病、内分泌紊乱等之间的关系难以解释。有这些障碍的患者常常首先就诊于躯体疾病相关科室，而后看精神科医生。一些研究表明，躯体化障碍在起病 2~2.5 年后才得到识别。

在越南，精神科经常使用精神药物，而心理治疗的使用仍是有限的，因为缺少专业人士和临床心理医生。

躯体变形障碍（拉丁美洲）

在热带国家，如拉丁美洲大陆，身体更多发生暴露；研究证明躯体变形障碍发病率也更高，这会涉及到塑造体形和美化皮肤。在普通人群中患病率为 1%~2%，在皮肤科和整形科患者中则高达 16%。大多数患者都有一定程度的社交或职业功能受损，强迫性观念可能导致重复行为，在更严重情况下导致自杀企图。研究发现很多人缺乏洞察力，难以认识到自己真正需要的是精神科治疗，因为他们的躯体问题的确很小甚至不存在。最常见的皮肤科问题是皮肤变色、青春痘、体形和衰老。研究也发现相当多已经行临床或手术治疗的患者预后很差。此外，还存在很多共病现象，如抑郁障碍和强迫障碍。

其他能宽泛地认为是躯体形式障碍的文化特异性的综合征包括：

精神衰弱（brain-fag）（尼日利亚）

"精神衰弱"，首次描述见于 1960 年尼日利亚南部（Prince，1960）：认知受损、视力和其他感官受影响和各种躯体不适，主要包括头部和颈部灼烧痛。精神衰弱被主观归因于精神压力（Tseng，2006）。

达特综合征（印度、尼泊尔、巴基斯坦、孟加拉国和斯里兰卡）

似乎因为夜间小便丢失精液引起多种躯体症状，如疲乏、虚弱、食欲降低、性功能障碍（Tseng 2006）。（参见焦虑障碍章节）

极地歇斯底里（格陵兰群岛）

"北极癔症"或"极地歇斯底里"，首次描述见于 1913 年格陵兰群岛西北部：突然发生的意识障碍甚至意识丧失，伴行为问题，如撕扯掉身体上的衣服、骂脏话、扔东西，主要在北极的冬天，见于女性。很可能在严重的躯体或精神压力下发生，但也被归因于高血糖或维生素 A 过多症（Tseng，2006）。

疼痛综合征（非洲东部）

"Hapana Hap" 综合征是指全身到处疼痛。躯体化的症状包括：头痛、劳累、便秘、或其他非特异性症状，主要见于肯尼亚的健康工作者（Jenkins 等，2010）。

参 考 文 献

Ahmadzadeh GH, Masodzadeh A. The major complaints in depression. J Isfahan Med Sch. 1997；46：61-6.

Beard G. Neurasthenia or nervous exhaustion. Boston Med Surg J. 1869；3：217-20.

Chang L, Toner BB, Fukudo S, Guthrie E, Locke GR, Norton, NJ, et al. Gender, age society, culture, and the patient's perspective in the functional gastrointestinal disorders. Gastroenterology. 2006；130（5）：1435-46.

Gureje O, Simon GE, Ustun TB, Goldberg DP. Somatization in cross-cultural perspective：aWorld Health Organization study in primary care. Am J Psychiatry. 1997；154（7）：989-95.

Hausteiner C, Bormschein S, Hansen J, Zilker T, Förstl H. Self-reported chemical sensitivity in Germany：a population-based survey. Int J Hyg Environ Health. 2005；208（4）：271-8.

Henningsen P, Zipfel S, Herzog W. Management of functional somatic syndromes. Lancet 2007；369：946-55.

Jenkins R, Kiima D, OkonjiM, Njenga F, Kingora J, Lock S. Integration of mental health into primary care and community health working in Kenya：context, rationale, coverage and sustainability. Ment Health Fam Med. 2010；7（1）：37-47.

Kirmayer LJ, Young A. Culture and somatization：clinical, epidemiological. and ethnographic perspectives. Psychosom Med. 1998；60（4）：420-30.

Kleinman AM. Neurasthenia and depression：a study of somatization and culture in China. Cult Med Psychiatry. 1982；6：1170-90.

Kroenke K, Mangelsdorff AD. Common symptoms in ambulatory care：incidence, evaluation, therapy, and outcome. Am J Med. 1989；86（3）：262-6.

Kroenke K. Patients presenting with somatic complaints: epidemiology, psychiatric comorbidity and management. Int J Methods Psychiatr Res. 2003; 12 : 34-43.

Laurence J, Young A. Culture and somatization: Clinical, Epidemiological and Ethnographic Perseptives. Psychosom Med. 1998; 60 : 420-30.

Prince R. The "brain fag" syndrome in Nigerian students. J Med Sci. 1960; 106 : 559-70.

Tseng WS. From peculiar psychiatric disorders through culture-bound syndromes to culture-related specific syndromes. Transcult Psychiatry. 2006; 43 (4) : 554-76.

Wittchen HU, Jacobi F, Rehm J, Gustavsson A, Svensson M, Jönsson B, et al. The size and burden of mental disorders and other disorders of the brain in Europe 2010. Eur Neuropsychopharmacol. 2011; 21 : 655-79.

Yan HQ. Neurasthenia in China. Psychiat Ann. 1991; 22 : 188-9.

第十二章
心理肿瘤学

费长青，格特鲁德·弗拉姆，索尼娅·迪亚兹·蒙萨尔韦，哈米德·阿夫沙尔·赞贾尼，法尔扎德·戈利

> **案例学习** 55 岁的 M 先生因咳嗽迁延不愈而住院。病史显示从 18 岁起，M 先生就开始抽烟，平均一天 20 支，直到五年前戒烟。他已婚，有两个成年的孩子，是一名电工，在一家小公司做职员。
>
> 胸部 X 线和 CT 扫描显示一个包块，支气管镜活检显示为小细胞肺癌。
>
> 患者来"讨论检查的发现"。他自发地说："这么多检查让我越来越害怕了。4 个月前，当我咳出血时，我就知道：我得了癌症了！"
>
> （待续）

定义

癌症是一种致死率约为 50% 的疾病，其治疗让患者身心都不堪重负。一般来说，癌症会引发焦虑和无助，这一疾病常常等同于死亡和临终。这一诊断对个体的生命结构来说是一种入侵，可能影响到整个家庭。

心理肿瘤学处理情绪和社会因素对起病、病程以及患者如何应对的影响，并检验心理治疗对提高患者精神健康和生活质量的有效性。

现实意义

如果应激程度超出患者和家庭的应对能力，并影响到患者的精神状态和社交关系，那么心理社会支持是合理和必要的。根据疾病和治疗阶段不同，30%~50% 诊断为肿瘤的患者有这一需求。至少在刚刚得知诊断

后，这些患者表现出明显的精神障碍临床症状，常常是焦虑和抑郁症状，伴思维反刍和睡眠障碍，和/或放化疗期间的躯体不适，如疼痛、恶心和乏力。

理论

症状

癌症患者与其他严重躯体疾病患者的精神问题并无根本差别。对主治医生、护士和家属而言，重要的是意识到大多数患者并不是原发的精神疾病，他们的精神问题主要是情绪反应，如对癌症诊断的焦虑、抑郁、怨恨和愤怒。这些症状在获知诊断的前几周不断蓄积，此后会逐渐减少。少数患者可能持续一两年。

表 12.1 展示了癌症病程中患者需要应对的典型情绪反应和挑战。

表 12.1　癌症病程中的情绪反应和任务

疾病阶段	情绪反应	患者需要处理的任务
诊断	震惊，恐惧 不相信、绝望、抑郁、愤怒	接受诊断，应对强烈的情绪 对治疗做出决策 通知身边的人
主要治疗阶段	焦虑、抑郁、失去控制和自主性 失去躯体完整性 孤独、丧失亲密和性接触	接受疾病和治疗 应对治疗副反应 与治疗团队建立良好的关系
缓解	释放、感激 害怕复发和转移 对身体的意识增加	重获精神和躯体的自尊 回归日常生活，活在不确定中 建立新的人生观，回归工作
复发	震惊、焦虑、抑郁、否认 丧失希望和信任 脆弱感增加 寻找意义，愧疚感	接受未来的不确定性 接受疾病的进展和死亡的可能性 让人生观适应新的环境

疾病阶段	情绪反应	患者需要处理的任务
终末期	害怕死亡、抑郁、士气低落 否认 丧失控制感 害怕孤独 对医护人员依赖增加 退缩 愤怒和怨恨	处理死亡和临终，为丧失而哀伤 接受自己的死亡 接受身体日益衰弱和预后 安排家庭事务和法律程序，与家 人和朋友告别 回顾自己的一生，处理灵性事务

诊断分类

在精神障碍疾病谱中，以下诊断分类与癌症最相关。

急性应激障碍（ICD-10：F43.0)

这是一种暂时的障碍，可见于没有明显精神问题的人对巨大的身体或精神应激的反应，常常在数小时或数日后消退。其症状具有混合和易变的特点，起病是某种"震惊"，伴一定程度意识狭窄和注意受限、对刺激难以做出反应和定向力障碍。这种状态后可能对社交环境进一步退缩，或坐立不安和过度活动。通常伴惊恐焦虑的自主神经症状，如心动过速、出汗和脸红。

适应障碍（ICD-10：F43.2)

症状包括抑郁情绪、焦虑或担心。尤其在青少年中还可见社交行为障碍。需要区分短期和长期抑郁焦虑反应，前者不超过一个月，后者不超过两年。

"疲劳"问题

疲劳表现为明显的劳累和耗竭、执行能力下降以及肌肉无力。疲劳尤其影响到放化疗后的患者。约30%～40%的患者甚至在完成治疗阶段后仍有慢性疲劳。虽然疲劳与抑郁症状存在交叉，但是疲劳本身仍被认为是一种综合征。其病理基础很可能是肿瘤、放化疗、肿瘤性贫血、其他继发疾病、免疫过程以及情绪应对过程之间复杂的相互作用。

频率

尤其在获知诊断或复发消息后前几周，30%～50%的患者表现出情绪压力的症状。通常是急性应激反应，有焦虑和抑郁的症状（参见诊断分类）。严格意义上的精神病性障碍很少见。

起病和病程

在获知诊断或复发时，精神失代偿的危险因素包括既往或目前的精神问题（尤其是抑郁、酒精成瘾、既往自杀企图）、缺乏社会融入感和支持、目前有分离和/或死亡体验、婚姻和家庭问题、经济和职业问题、疾病负性体验、难以控制的疼痛、预后不良、晚期肿瘤以及躯体和精神耗竭。

癌症中精神健康情况取决于患者可用的应对机制。发现以下应对方式是有益的：

- 积极面对疾病（所谓的搏斗精神）
- 寻求意义和灵性
- 良好的人际关系和社会支持
- 信任医生

不利的应对方式包括：

- 被动地接受，听之任之
- 社会退缩和孤立
- 无助和无望感

研究显示有一系列可利用的疾病应对策略并根据情境有目标的使用它们，较之于仅存在一种应对方式，使患者能更好适应疾病过程。

实践应用

识别

癌症患者的心理社会照料的适应证来源于其生物心理社会史。

心身基本照料的适应证

- 获知诊断或部分治疗后的焦虑抑郁反应
- 自杀倾向
- 心理–自主神经反应，如恶心、虚弱和乏力、睡眠和注意力问题（疲劳综合征）
- 精神障碍和伴侣之间的冲突，如手术后

- 面部或喉部术后患者或乳腺癌患者，回避公共场合
- 家庭中角色改变
- 尽管有对症治疗，仍长时间持续的躯体上难以解释的疼痛综合征
- 创伤后应激障碍，如术后伴多种并发症

基本治疗态度

在保持希望和接受现实之间的平衡很关键。保持希望作为一种积极的期盼，能促进心理神经免疫系统，但是如果不能接受现实，可能导致焦虑的态度和负性的策略，最终希望也会以悲剧的方式消失殆尽。

接受残疾和死亡的现实在罹患癌症的情况中是一种人本和存在主义观点，但是如果没有希望，可能会导致消极和宿命论的态度。

即使患者不想接受自己疾病的知识，医生也要接纳患者。医生不能被患者的冷漠、轻视和沉默而误导，患者潜在地有着强大的内心情感参与。恐惧、失望、忧伤、退缩、生气和愤怒都是对诊断的合理反应。治疗目标是让患者能更好应对疾病。患者重获了对自己思想、感受和行为的控制，并发展出整体上积极的、以解决问题为取向的态度。

基本干预措施

告知信息和会诊（心理教育）

第一阶段包括对患者及其家属进行疾病和相应治疗方法的信息告知和咨询，以减少其因缺少相关知识带来的无助感和不确定感。鼓励患者询问问题，表达对癌症发展和疾病预后的想象（疾病主观理论），并谈论不安的想法和感受。第一阶段应提供给获知癌症诊断的所有患者，无论以个体咨询的方式还是作为团体咨询项目的一部分。这需要心理肿瘤学和心身医学基本照料的基础知识。

对疼痛、疲劳、恶心和呕吐的特定措施

对于这一点，有一系列干预措施以供选择：渐进性肌肉放松、自我暗示训练、催眠、深呼吸、冥想、生物反馈、被动放松和幻想之旅（所谓受引导的想象或显像）。化疗中另一个常见问题是预期性呕吐和恶心。这些副作用符合经典条件反射理论，也能受脱敏治疗的影响。对症治疗的主要目标是发展出积极的观念和愉快的身体感受。所使用的技巧也能

加强精神应对技巧和自我控制。联合使用渐进性肌肉放松和想象技巧显示能有效减轻口腔黏膜炎的疼痛（Syrjala 等，1992），这是化疗中非常常见和痛苦的一种并发症。

心身联合治疗目标

- 提供信息以减轻患者和家属的焦虑、绝望和抑郁
- 对自杀倾向进行危机干预
- 增加对医学治疗的依从性
- 激活患者应对疾病的自身资源
- 学习行为技巧和方法来更好地管理和接受疾病
- 学习放松技巧来减轻失眠、疼痛、恶心及其他躯体症状
- 打破临终这一禁忌话题

告知坏消息

在西方国家超过90%的癌症患者希望被告知疾病和可能的治疗。在解释和告知信息时一个重要成分是情感支持。这一困难任务要求主治医生做好充分准备。

设置和准备

如果可能，宣告坏消息最好亲自在舒适和私密的空间和充满信任的氛围下进行。在开始对话前，需要澄清患者是否做好准备来接受这一消息。医生确保已经得到完整的检查结果，自己能理解它们并知道如何对话如何进行。医生也需要提前发现是否需要家庭成员在场。

检查清单

- 你是否拿到所有检查结果？
- 是否对治疗、核实检查或进一步诊断性步骤定好了计划？
- 我具体想告诉患者什么？
- 我将从哪里开始？

对话过程

- *患者的观念和对信息的需求*

建立连接（"上次检查之后您怎么样？您今天好吗？"），接下来对话

的*目标*（"我想和您讨论这些检查的结果"），以及设置*时间框架*（"我们大约有半小时时间。"）。

患者对信息的主观了解、愿望和对治疗的想法（"您对自己的疾病有什么了解？您希望得到尽可能多的信息还是您是宁愿不了解所有事情的人？您想过接下来会发生什么吗？"）

- *提供知识*

疾病相关信息（"我非常抱歉，但恐怕我有些坏消息。基于之前的检查，我们怀疑您可能患有癌症。"）

患者提问时间

- *共情地回应情绪*

情感加入　反馈公开的或观察到的患者的感受等谈话技巧在此处很有帮助（"这让您非常抑郁和困惑。我感到您很生气，因为您没能在更早的时候得知可能是癌症。"）如果患者要求，谈论*治疗选择*（"让我告诉您可能的治疗方法…"）

- *总结对话*
- 对接下来的时间和回家的路上提供支持

支持告知家庭成员

设置*特定的日期*来讨论特定的问题和治疗计划（"如果您没有其他问题了，我们可以就此结束。我能想象您之后会想到很多。如果您愿意，我们可以今天晚上（或明天早上）再见面，来讨论这些问题。"）

- 使告知的信息符合患者的语言
- 使用图画来解释复杂的信息，借鉴患者日常生活经验
- 不要把癌症一词当作禁忌，但观察患者的反应，并根据他的反应调整你的语言
- 注意患者和家庭成员的情绪反应，不要在充满情绪的困难局面立即转向谈论"事实"
- 在有躯体和情绪参与情况下的沉默和暂停，比过度谈论更有效
- 离开时总是带有希望，但不要激起虚假的希望
- 确定可靠、充分和可行的最佳治疗方案
- 反复核查患者是否理解了信息

● 告知患者如果有需要，他能与护士或值班医生联系

谈话之后

谈话之后应告知所有参与治疗的人员（医生、护士、理疗师等）。与同事讨论这次谈话过程和自己的感受，来释放压力，促进自身精神健康。

案例学习（继续）　55 岁的 M 先生被诊断为小细胞肺癌。主治医生询问患者是否可以让其妻子一起参与对话，并在获得患者同意后，邀请患者和妻子一起来到医生办公室来告知他们检查发现。

对话之前，医生仔细考虑了要告诉 M 先生什么。理想情况下，她想使用适当的措辞来告知检查发现，来让 M 先生仍保存希望，例如提供放疗和化疗的可能性选择，并告诉他有方法控制伴随的症状，如疼痛和气短。她也意识到自己必须用简单的词语来对 M 夫妇解释检查发现和治疗。在任何情况下，她不想谈论预后，因为她知道一方面根据自己的经验所说的很少能实现，另一方面她想防止 M 夫妇失去希望。

对话中，病房医生试图用直接的方式来告知检查发现，同时保持客观但平易近人。她试图通过对治疗选择建立信心来缓和起初的震惊。她避免使用他们不熟悉的术语，并着重尽可能准确地向 M 夫妇解释了治疗选择和相应的起效机制。

M 先生很难跟上医生的解释。有时他感到麻木。在谈话结束时，他终于敢问出他是不是现在就要死掉了。起初，医生对这个直接的问题感到意外。通过共情的询问，她发现了 M 先生有一个同事痛苦的死去了，并理解了这个问题的背景。她温和地表达了患者的恐惧，向他保证会做一切事情来帮助他，并避免不必要的疼痛和痛苦。

准备死亡

为什么医生不理解仅仅在那里就很重要？

为什么他们不知道他们什么也不能提供的时刻就是患者最需要他们的时刻？（Paula in Yalom，1999）

希望常常伴随于积极的目标和成功导向，简言之"预后较好"。而失败似乎就意味着没有希望。给予希望是建立医患关系中的重要方面。

虽然癌症患者对治愈和康复的合理希望很难实现，但并不意味着他们就必然没有希望。对生存的希望破灭了，其他的希望变得更加重要，如平静的死亡、与疏远的家人和解、或多一次看到新出生的孙子等愿望。很多临终的人在这种极端情境下会展现出一种恢复的平衡，伴随着巨大的平静、智慧和幽默，让旁观者惊叹不已。为了发展出这种能力，尊重的、共情的出现在患者面前是必要的。临终的人需要这种感受，即自己并没有被遗弃。

对医生而言有一点必须明确，即他将体验到与准备死亡的患者之间强烈的情感联接。既往对临终的朋友、兄弟姐妹或父母的体验将再度被激活。对医生而言很重要的是意识到自己的"弱点"和脆弱性。在自己生命中体验过创伤和丧失的医生最容易共情和认识到自己的界限。他们也能最好地理解准备自己的死亡意味着什么。

易犯错误

- 医生持续谈论，即使患者已经不能接收更多信息了
- 每个单元有太多信息
- 他/她忽略患者的情绪反应
- 医生迅速转换到事实层面，因为他/她不能继续掌控充满情绪的紧张局面，对长期照顾这位患者感到不知所措
- 医生在患者或家庭的压力面前屈服，开出新的化疗周期，虽然他/她自己并不确信有治疗的适应证。短期来看，这样能抚慰下当时的情境，但是这么做把所有肿瘤生长和生命结束相关的问题都转移到疾病恶化到危重期的时候，届时已经几乎没有时间来整理这些问题。这仅仅是医生、患者和家属对回答关键问题的一种逃避。

合作

当压力的程度超过了患者的应对能力，并长期危害到情绪健康和社交关系时，心理治疗的支持是适宜和必要的。在约 10%～20% 的全部癌症患者属于这种情况。对这些患者而言，根据心理社会压力的严重程度和动机不同，治疗需要也有强度和持续时间的不同。情绪上承受巨大压力的伴侣、孩子和其他与患者亲近的人也是治疗对象的一部分。

适应证

精神科医师或心理治疗师所做的心理治疗适用于：

● 自杀倾向（参见第 9 章"抑郁障碍"）

● 在癌症疾病中变得突出的潜在冲突或人格障碍（ICD-10：F60，F61，F63）

● 持续较长时间的情绪障碍，如抑郁（ICD-10：F32，F34），焦虑障碍（ICD-10：F40，F41），神经症（ICD-10：F06，F2），由于获知诊断的创伤作用而加重并使适应疾病状态更困难时

● 创伤后应激反应（ICD-10：F43.1），如骨髓移植后伴并发症

心理教育和心理治疗在提高健康和生活质量方面的效果已经得到证明。研究还发现化疗的副作用，如痛苦的状态、恶心和呕吐，也能受认知行为技巧和想象过程影响。心理治疗对病程和生存时间的影响可能甚微，至今仍未得到有力证明。

在很多医院，有精神科和心身科会诊和联络服务，并承担专业心理治疗，以及举办课程来支持医护人员学习心身医学基本技能。

文化角度

不同社会中的患者对癌症疾病的反应也各不相同。美国患者大多数持适应和希望的态度。非洲患者则更宿命论和有更多无力感。拉丁模式认为胸部创伤和"坏"行为是乳腺癌的危险因素。患者主观描述的主要问题和症状，受到其受教育程度、医学知识和文化模式的影响。中国患者把抑郁心情描述为"我感到心里空空的"，而心脏并没有任何问题。一个对文化敏感的医生会试图理解患者所说症状背后的象征性含义，而非直接听取主诉。此外，患者对医疗团队的反应可能也各不相同。日本患者会试图询问护士，觉得跟护士分享任何问题会更舒适。在西方社会，每个人都有固定的家庭医生；而在亚洲国家，患者会不停看很多医生，而不觉得归属于某一个特定的家庭医生。

对于医生是否应该诚实地告知患者诊断也存在很大区别。告知坏消息的方式也受到文化影响（Ong 等，2002）。在很多西方国家，肿瘤科医生通常会告知癌症患者其诊断（Grassi 等，2000）；98% 的患者会愿意知道自己的诊断，87% 的患者愿意接受任何可能的或好或坏的信息

（Jenkins 等，2001）。患者的个人需求会得到高度尊重。这种方式也符合自主性的伦理原则（Beauchamp 和 Childress，2001）。

然而，值得指出的是在 20 世纪 60 年代以前在美国和其他西方国家，告知终末期疾病的"坏消息"的做法也并不通常。目前，告知患者医学信息是必要的，因为医生担心医疗失当诉讼以及法律需要获得患者对治疗的知情同意。

但是直至今日，对于医生是否应当诚实地告知患者其威胁生命的疾病的诊断仍存在很多不同的文化观点。

亚洲

对亚洲的医生而言，告知患者诊断和预后是一个很大的挑战。因为他们面对着一种以家庭为中心的决策模型（Back 和 Huak，2005）。因此，医生们被期待先和家庭成员谈，并由他们来决定是否告知患者。通常，这是高年资医生的任务，也被视为能力和尊重的象征。如果低年资医生或护士直接对患者告知了坏消息，会降低了信任感，并可能带来不满意。然而，低年资医生和护士被期待在随后给予患者更多细节信息，在整个治疗过程中为患者和咨询负责。然而，多数亚洲家庭要求医生不告知患者诊断和预后（Hu 等，2002）。其原因之一可能是家人害怕他们身患癌症的家庭成员会处在绝望中和甚至可能自杀（Tse 等，2003）。

这种方式强调使患者远离伤害和符合仁慈的伦理准则（Beauchamp and Childress 2001）。但是，亚洲越来越多的患者愿意被完全告知，被告知的权利也已经受法律要求。这种新的发展代表着肿瘤医生的两难处境。一方面，他们需要尊重患者的自主权；另一方面他们需要考虑家人对仁慈的担忧（Wang 等，2004）。

伊朗

伊朗几项研究表明癌症是禁忌话题，癌症一词以及其他暗示性的说法都很少在日常交流中使用。不告知患者的观点处于主导地位，因为患者往往是最后得知自己诊断的，他们不会意识到自己的预后，而家庭成员和医生采取策略来隐瞒这一信息。患者、家人和医生的担心是不讨论癌症的主要原因（Zamanzadeh 等，2011）。

拉丁美洲

在多数拉丁美洲国家，癌症带有高度病耻感，被视为"死刑"。其沉默和宿命论的文化暗示着没有治疗能改变死亡这一结局。鉴于其收入不平衡和薄弱的医疗基础设施，通常患者的治疗选择非常有限。对癌症的观念（病因和治疗）根据受教育水平、社会地位和对早期诊断和治疗服务的可及性不同而不同。

古巴一项对 98 位医生进行的在严重疾病沟通情境下的研究表明，主要的医患关系模式是主动-被动或自上而下的家长式。这一模式倾向不与患者沟通坏消息，并避免告知疾病的真相。此外，沟通过程中还缺乏共情和互相信任，也缺乏探索患者已经对疾病了解了什么和患者想知道什么。这一研究表明调查的很多医生都不具备充分的沟通技巧（Martinez 和 Trujilo，2009）。

参 考 文 献

Back MF，Huak CY. Family centred decision making and non-disclosure of diagnosis in a South East Asian oncology practice. Psychooncology. 2005；14：1052-9.

Beauchamp TL，Childress F. Principles of biomedical ethics. 5th ed. NewYork：Oxford University Press；2001.

Grassi L，GiraldiT，Messina EG，Magnani K，Valle E，Cartei G. Physicians'attitudes to and problems with truth-telling to cancer patients. Support Care Cancer. 2000；8：40-5.

HuWY，Chiu TY，Chuang RB，Chen CY. Solving family-related barriers to truthfulness in cases of terminal cancer in Taiwan. A professional perspective. Cancer Nurs. 2002；25：486-92.

Jenkins V，Fallowfield L，Saul J. Information needs of patients with cancer：results from a large study in UK cancer centres. Br J Cancer. 2001；84：48-51.

Martinez HI，Trujilo MC. Communicating bad news to patients with neurodegenerative diseases：physitians_ skills. Revista Latinoamericana de Bioética. 2009；9：76-85.

Ong KJ. Back MF，Lu JJ，Shakespeare TS，Wynne CJ. Cultural attitudes to cancer management in traditional South-East-Asian patients. Australas Radiol. 2002；46：370-4.

Syrjala KL，Cummings C，Donaldson GW. Hypnosis or cognitive behavioral training for the reduction of pain and nausea during cancer treatment：a controlled clinical trial. Pain. 1992；50：237-8.

TseCY，ChongA，Fok SY. Breaking bad news：a Chinese perspective. Palliat Med. 2003；

17：339-43.

Wang SY, Chen CH, Chen YS, Huang HL. The attitude toward truth telling of cancer in Taiwan. J Psychosom Res. 2004；57：53-8.

Yalom ID. Travels with Paula. In：Yalom ID, editor. Momma and the meaning of life. New York：Basis books；1999.

ZamanzadehV, Rahmani A, Valizadeh L, Ferguson C, Hassankhani H, Nikanfar AR, Howard F. The taboo of cancer：the experiences of cancer disclosure by Iranian patients, their family members and physicians. Psychooncology. 2011；21：1002-10.

第十三章
心理心脏学

费长青，格特鲁德·弗拉姆，索尼娅·迪亚兹·蒙萨尔韦，哈米德·阿夫沙尔·赞贾尼，法尔扎德·戈利，陈冠宇

案例学习 S先生今年50岁，已婚，育有三女。他有胸痛相关的症状5年。危险因素包括高血压、高血脂、肥胖和吸烟。他对危险因素缺乏管理，并回避就医。四周前，他患有急性后壁心肌梗死。

　　心理社会史

　　患者四岁时，母亲被诊断为癌症，并与疾病进行长时间的斗争后在患者12岁时去世。患者至今仍然非常想念她。患者的父亲对儿子的需求缺乏情感上的理解。"业绩最重要"。心肌梗死后，患者发现他的父亲对他是忽视和蔑视的（"懒虫！"）。

　　患者像一台经过培训的自动机器。他工作非常勤奋，一直到自己觉得不舒服了为止（"必不可少的"），而获得的回报很少。他认为自己的工作是卑微枯燥的（"奴隶一样卖命"）。

　　他常常感到不安，总是感到一阵阵愤怒，并导致家庭和工作中的冲突。他试图通过吃很多食物和大量饮酒来缓解内心的强烈紧张感和易激惹。

定义

　　冠心病是指冠状动脉越来越狭窄（心绞痛）到血管完全闭塞，引起心脏供氧不足，而诱发冠脉性心肌梗死。梗死破坏心肌组织，从而引起心脏泵血功能受损和心衰，以及心律失常和心源性猝死。

　　心梗后心理社会问题包括：自尊失稳，害怕心脏并发症，丧失躯体

完整性，丢失工作和社会地位下降，依赖医生和照料者，防御攻击冲动。

现实意义

冠心病的已知危险因素包括高血压，低密度脂蛋白、胆固醇和三酰甘油水平升高，糖尿病，吸烟，超重和缺乏锻炼。除遗传因素外，心理社会压力，尤其是抑郁，也与躯体危险因素有交互作用，并也在冠心病的起病和病程中发挥着决定性作用。心脏病发作的风险可以通过改变个人生活方式而降低80%，如戒烟、健康饮食、加强锻炼和减少压力。心梗后，20%患者符合抑郁障碍的诊断标准，其死亡风险也是增加的。

理论

症状

急性心肌梗死后前几天的情绪压力：

焦虑

焦虑是急性期最突出的心理症状。焦虑甚至可以达到惊恐的程度，伴濒死感。焦虑本身表现为声音发抖、恐惧的面部表情、粘人的行为、反复寻求确认、和多疑的控制行为。焦虑由持续的心绞痛症状、对心梗病因和结局威胁性的想象、控制感丧失、依靠医疗器械、害怕永久的破坏和损伤等引起。

抑郁

总体而言，抑郁患者似乎反应更迟缓，缺少的是无助感，甚至自暴自弃，并常自我封闭。隐藏在难以觉察的沉默背后。这些症状在熙熙攘攘的急症处理医院通常不会被注意到。除了对疾病非特异反应以外，抑郁症状主要由无助感、被压抑的攻击冲动（如指向自己的愤怒和悲伤）、既往对工作和/或个人的怨恨、或抑郁型人格结构引起。

诊断分类
- 急性应激反应（ICD-10：F43.0）
- 适应障碍（ICD-10：F43.2）

频率

冠心病在西方国家是最常见的死因。

急性心梗后前几天和几周内约 30% 的患者有焦虑和抑郁状态的症状。

起病和病程

冠心病中心理社会因素

研究发现表 13.1 中列出的心理社会应激因素都使得冠心病和心脏病发作的风险增加 2~3 倍。

表 13.1   与冠心病和心脏病发作高风险相关的心理社会应激因素

情绪应激因素	职业应激因素
负性依恋经历	过度工作的意愿，低估自己的需求，并高估个人的力量，伴对获取重要
自尊问题	性和认可度的需求
伴侣间慢性冲突	对职业高要求，同时却对要完成的任务的决策和结局控制能力和空间
敌对	很低
社会孤立	高度投入工作，而收入、受尊重、工作安全和晋升空间的回报低
精力耗竭	工作中缺乏良好的关系
抑郁	

冠心病的性别特异性方面

女性患病率在围绝经期后开始逐步上升，在更高年龄组（75 岁后）呈指数级增长。女性心血管疾病的病死率高于男性。这可能与其职业和家庭相关的双重压力有关。此外，女性的心理社会应激因素还包括伴侣、孩子、（外）孙子及其他家庭相关的问题领域。

抑郁和冠心病的关联

研究证实抑郁是冠心病不良结局的危险因素。临床患抑郁的冠心病患者的病死率风险是对照组的 3~4 倍。抑郁和心血管疾病的关联见表 13.2 所示。

表 13.2　抑郁和心血管疾病的关联

抑郁		
下丘脑-垂体-肾上腺轴	副交感神经失调	健康行为改变
皮质醇过多	血管内皮功能受损	不依从，如用药方面
● 血脂升高	心律不齐	吸烟
● 肥胖症	血管收缩	缺乏锻炼
● 胰岛素抵抗	高血压	不健康饮食
● 糖尿病		

危险因素之间相互作用

由于童年时期充满压力的经历的累积，形成恐惧或多疑的理解和行为模式。这使得患者在人际关系中产生应激反应。应激体系的长期失衡使抑郁症状加重，并促进不健康的疾病行为，如吸烟、不健康饮食和缺乏体力活动等。另一方面，抑郁反过来成为持续的内部应激源，通过激活免疫系统、凝血功能和改变血管内皮细胞而影响了冠心病的发展（表13.2）。这些躯体和心理社会危险因素的相互作用使在早年死于心源性疾病的可能性增加了十倍。

实践应用

识别

虽然很多患者认为心脏病发作是"突如其来的"，四分之一的患者有非特异性的警告信号。然而这些信号常常被忽略了，包括疲乏、执行能力下降、注意力难以集中、头晕、失眠、焦虑和生病的感觉。这些症状被总称为"精力耗竭"。

基本治疗态度

医生通过获取**生物心理社会史**来更好地了解患者的想法和行为。医生得知患者对疾病的概念并识别其适应不良应对策略。除了发现既往心理社会压力以外，病房的医生还需提供规律的简短谈话。医生持续的关注、关心和情感支持能帮助患者在因丧失躯体功能、自恋受到打击而觉得羞辱时体验到和医生平等。目的是给患者提供安全感、减少恐惧感、并强化他对医学治疗的信任。

基本干预措施

急性期

在急性期，患者处于既希望独立又有疑病的恐惧之间的矛盾状态。其焦虑的一面和退行的愿望通过主导和自大的行为方式隐藏，从而不失去"控制"。

> **实用小贴士**   医生通过反馈给患者这两方面，来尝试理解和接受患者情感上的矛盾：
>
> - "您一直都习惯于控制自己的生活，自己做决定。现在您需要依靠医生、护士和机器，可能在人生中第一次您有一些恐惧和无助的感觉。如果您愿意，可以跟我多说说您现在的想法和感受。"
> - "当您得知自己是心脏病发作时，情绪上有什么感受？我能想象，也从别的患者那里听说，起初这真的挺让人震惊的。"

医生告知患者治疗目标和计划，以及改善缺乏信心和焦虑的技巧。根据患者对信息的需求，可以讨论引起心脏病的可能原因：

- "心脏病发作很少真的是突如其来的。您最近几个月都有过什么必须面对的事情？"

心肌梗死后期

很多患者认为心梗后需要休息和逐步缓慢恢复工作能力是消极的和难以承受的。他们的生活原本是执行能力带来的自我肯定而决定的，而不能容忍长期卧床休息或"娇生惯养"。因此，这些患者很快展示出重新回到以往生活和工作模式的倾向，如吸烟、不健康饮食、加班。

预防和治疗冠心病的方法单纯强调改变生活方式（如对饮食的建议、指导体育活动、戒烟训练等），在很多情况下可能还是不够的。在某种意义上，也应该考虑去治疗早期心理社会应激造成的心理"瘢痕"。通过这种方式，治疗性的医患关系提供了重要的场所让患者发现其适应不良的人际关系模式及所带来情绪压力，并可能做出改变。

抗抑郁药物

冠心病急性或慢性阶段的中重度抑郁发作患者能从 SSRI 类药物（如舍曲林）和米氮平中获益。然而，也应该考虑到个体药物在冠心病中的治疗禁忌证和安全警告。

适应不良的应对策略

适应不良的应对策略如否认心脏病发作，伴随着以下后果：

- 呼叫医生过迟
- 未识别或严肃对待心绞痛症状
- 不遵从卧床休息的医嘱
- 仅仅选择性地理解冠心病起病和随后治疗和康复的信息
- 由于否认带来的短期情绪改善往往在一年后付出代价，如患者依从性差、更频繁住院治疗和病死率增加。

易犯错误

- 医生被患者既往取得的成就吓坏了，感觉自己对谈话的建议会被拒绝。然而，这些"故事"往往掩饰了严重焦虑、负性关系体验和关系需求的征象。
- 有的患者否认心脏病对他们躯体健康状态的威胁。患者在情感上显得不担心、冷淡并拒绝合作。医生需要理解否认可能代表着对难以承受的灾难感和社会孤立感的保护。

合作

在急性住院患者、门诊患者或住院康复患者中约20%需要心理治疗性的支持。

以下治疗措施被证明是有益的：

- 认知行为培训项目来降低压力和促进自觉的健康行为，从而实现影响心血管危险因素的目的。
- 心理治疗性地调整危害冠状动脉的行为或人格特质，如压抑愤怒、社交退缩。
- 对抑郁的心理治疗或药物治疗。

荟萃分析显示短程心理治疗干预能减低心理社会压力，使心理健康和生活质量获得显著改善。这些干预措施使心率恢复正常，减低胆固醇水平，并降低心血管事件和心源性死亡的风险（Linden 等，2007）。

文化角度

伊朗

波斯医学体系认为心脏是控制情绪的核心器官以及生命能量的所在之处。由于心脏非常容易被感知，并对情绪和身体的改变立即做出反应，它长久以来被认为是心身之间的联接和整个身体的管理者。因此心脏功能的紊乱会受到额外的重视。心跳不规律可能暗示着个人情感问题或人际关系问题。患者对心脏症状的归因包括很多生物心理社会因素（Good，1977）：悲伤、焦虑、死亡的想法、欠债、贫穷、冲突、家庭问题和疾病、日常生活中某些问题、怀孕、生子、婚姻不幸，以及很多躯体归因，如贫血、低血压、维生素缺乏。

了解音乐是治疗师的一项基本技能，因为他们应该能够分辨约50种正常和异常的脉象，如阿维森纳在《医典（canon）》和《resalat fi nabz》中所解释的那样（Morewedge，1973）。脉象的各种音乐形态分为：节律、频率、范围、紧张度、颜色及和谐度。显然，在这种医学模式中，音乐治疗在协调精神和躯体异常中发挥着很重要的作用。此外，在传统音乐治疗中观察脉象是调整音乐以获得最佳心身平衡的主要线索。

脉象的正常变化代表着患者的天性和性格，而异常节律说明存在心身疾病。例如，在正常变化范围内，湿热性格的心脏有着柔软的脉象，轻到中度冲动性和情绪波动。但是过度湿热性情的心脏具有非常柔软的脉搏和不稳定的情绪和情感，而且这种心脏倾向于患感染发热。因此，这一医学体系认为脉象是一场和弦交响乐，展示着人类器官的结构和功能特点，以及精神和躯体状态。

中国台湾

一项对冠心病患者患病观念的研究发现中国台湾患者相比于英国对照患者，有更多错误和适应不良的信念（Lin等，2008）。台湾冠心病相对低的患病率、对冠心病患者较落后的服务以及中国传统文化影响可能是产生这一差别的原因。一项加拿大的研究有类似发现：中国的新移民者缺乏对心脏疾病和卒中的意识（Chow等，2008）。

拉丁美洲

拉丁美洲大陆正面临着人口不断老龄化、城市人口迅速增加的问题，并导致贫穷、缺少活动和肥胖。这种现象整体来说导致健康恶化，并显著增加了冠心病的发生。研究显示高血压、高血糖和高血脂的发生增加了。冠心病成为第一位死亡原因，其病死率在整个美洲国家高达34%或更高；美国自1960年以来已经不断尝试控制冠心病。

卫生主管部门采取了一些预防措施来面对日益增加的冠心病，其中主要包括提供建立健康生活习惯的指导以及对最严重的病例进行一些家访等项目。不幸的是，尽管卫生部门做出努力和感到乐观，研究发现这些措施至今并没有使这些接受了健康教育的人群的生活方式发生显著变化。冠心病仍然在增加。在预防和治疗方面，研究发现大多数依靠政府免费医疗体系的患者的情况仍需警惕，而那些自费私人医疗保健的患者则得到更好的照料。

参 考 文 献

Chow CM，Chu JW，Tu JV，MoeGW. Lack of awareness of heart disease and stroke among Chinese Canadians：results of a pilot study of the Chinese Canadian Cardiovascular Health Project. Can J Cardiol. 2008；24（8）：623-8.

Good BJ. The heart of what's the matter：The semantics of illness in Iran. Cult Med Psychiat. 1977；1：25-58.

LinYP，Furze G，Spilsbury K，Lewin RJP. Misconceived and maladaptive beliefs about heart disease：a comparison between Taiwan and Britain. J Clin Nurs. 2008；18：46-55.

LindenW，Phillips MJ，Leclerc J. Psychological treatment of cardiac patients：a meta-analysis. Eur Heart J. 2007；28：2972-84.

Morewedge P. Danishnama-i'ala'i（The Book of Scientific Knowledge）. The Metaphysics of Avicenna. London：Routledge and Kegan Paul；1973.

第十四章
急性和创伤后应激障碍（PTSD）

费长青，凯瑟琳·阿博，格特鲁德·弗拉姆，索尼娅·迪亚兹·蒙萨尔韦，陈冠宇

案例学习　一名45岁的耳鼻喉科医生被一位52岁喝醉酒的患者重伤，腹部有多处刺伤。据患者说，这是在他因为对治疗效果不满意而与医生发生争执之后发生的。医生在医院的急诊室接受治疗，并随后转到普通病房。接下来的日子里，他在密闭的空间感到焦虑，看上去易激惹，并主诉有失眠和烦躁不安。询问下，他谈到有与暴力经历直接或间接相关的噩梦。他之后会在大汗淋漓中醒来，并很难想起自己身在哪里。起初，他很回避谈论这些经历和自己的精神状态。只有通过病房医生的仔细询问，才获知了急性创伤全部情况。

（待续）

定义

心理创伤是指超出正常人类经历的、而且任何人都感到有压力的短期或长期压力事件的结果。其关键特征是外部威胁和可利用的应对技巧之间的巨大差异。

创伤性事件需要符合以下标准：

- 个人在自己或他人的生命受到威胁的事件中是受害者或目击者，或遭受了严重的伤害，如自然灾害、战争、交通事故、获知终末期疾病的诊断、住在重症监护室、恐怖主义、强奸和暴力犯罪。
- 受影响的个人的反应包括强烈的恐惧感、无助感和惊吓。
- 由于创伤性经历，对自己和他人的信心从根本上产生了动摇。

另一种分类常常与潜在创伤性事件的持续时间有关。如果被非常短

暂和单次事件（如严重事故或成年时期性虐待）所创伤，则称为Ⅰ型创伤。而长期和反复的创伤（童年时期反复躯体和性虐待）则称为Ⅱ型创伤。Ⅰ型创伤中，患者通常对事件有清晰而生动的记忆，具有典型创伤后应激障碍（posttraumatic stress disorder，PTSD）的特点。然而在Ⅱ型创伤中患者往往只有弥散而不清晰的回忆。也可能发生与各种精神障碍（如焦虑、抑郁、躯体症状和进食障碍）的共病。

现实意义

有假说认为未能被充分处理和整合的创伤性经历是造成初级医疗中很多躯体和心理不适的原因。创伤性的经历增加了患其他类型精神疾病的可能性，如抑郁、焦虑障碍、躯体形式障碍及药物和物质滥用。及时识别创伤并提供必要的治疗会缩短患者的痛苦和预防症状慢性化。

理论

症状
创伤后应激障碍有三组症状群：
闯入
直接来源于诱发性事件（事故、抢劫等）的强迫性闯入的图像，如噩梦、闪回，或其他感觉，如声音和强烈的气味，当事人很难通过主观自愿控制（*闯入性症状*）。
过度警觉
重度易激惹、睡眠问题、注意力难以集中及躯体和精神耐力整体显著下降。
回避
回避与创伤性经历在精神上或情绪上相关的地点和场合。这种感受是浅表的。
其他创伤后应激障碍的症状包括羞愧和负罪感、对攻击者的认同、解离、自伤和对他人的暴力。
创伤后应激障碍的长期影响包括：

- 持续的人格改变，如敌对、不信任、退缩、长期空虚感和疏离感（诊断 F62.0）

- 深部肌肉结构持续紧张所致肌肉或关节疼痛，因为创伤急性期被中断或类冻结的战斗或逃跑反应储存在身体记忆中

- 性创伤引起性交后下腹部疼痛

诊断分类

急性应激障碍（ICD-10：F43.0）

是精神稳定的正常人在经历超常的躯体和/或精神应激后出现的短暂障碍，在创伤后 4 周内逐渐消退。症状包括休克反应、不存在感、麻木和定向力障碍，也包括活动过多和自主神经警觉状态。严重的应激可以带来很多情绪和身体方面的反应。

适应障碍（ICD-10：F43.2）

以抑郁或焦虑症状为主的情绪反应可能持续数月至半年。有的患者积极应对创伤和相关的心理和躯体症状，也有的患者试图用酒精或镇静剂麻木自己。

创伤后应激障碍（PTSD）（ICD-10：F43.1）

症状发生在创伤性事件后的数周到六个月之间（急性 PTSD），或六个月及以上（延迟起病的 PTSD）。症状持续超过一个月。当事人心理和社会层面都受到影响。

极度应激后持续人格改变（ICD-10：F62.0）

这一障碍的特点是对世界敌对或不信任的态度、疏离感、感到空虚或绝望以及长期紧张感。这类人格改变之前可能患有创伤后应激障碍。

展望 DSM-V：复杂创伤

美国心理协会 DSM 工作小组的实地调查发现了一种更复杂的疾病模式。其不仅存在于严重的创伤如躯体或性虐待经历，也存在于战争和被折磨或拐骗中，被定义为"极度应激后未特定障碍（disorder of extreme stress not otherwise specified，DESNOS）"（DSM-IV 附录）。下一版 DSM-V 将包括这一类型，并将其改编为"复杂的创伤后应激障碍"。

频率

根据受影响人群年龄不同，PTSD 的终身患病率为 $1.1\% \sim 2.9\%$

（Wittchen et al. 2011）。其他不显著的障碍类型患病率则明显更高一些。女性患病的可能性是男性的两倍。PTSD 的发生取决于创伤的类型：侵犯所导致的创伤中 PTSD 的患病率为 50%，其中其他暴力犯罪引起的为 25%，战争受害者为 20%；严重威胁生命的疾病（如癌症）所引起的创伤中 PTSD 患病率为 15%；重症医疗措施（如多发外伤）所引起的创伤中 PTSD 患病率为 5%；意外事故（如交通事故）引起的创伤中 PTSD 患病率 18%（Kessler 等，1995）。

起病

急性期，也被称为休克期，持续 1 周。

接下来的几周中患者主要特点为试图回归正常的生活，把创伤作为极端经历来处理和整合。这一阶段也被称为冲击期，不仅可能发生各种精神症状——主要是焦虑和回避的症状，也可能随暴露时间的增加而发生抑郁症状。这一阶段可以持续数月到一年。

此后，创伤的记忆逐步褪色，症状逐步消失（恢复期）。约三分之一的患者可能发生慢性化。

实践应用

急性创伤

基本治疗态度

早期干预措施的目的是实现基本的镇定、安全和稳定。应该给患者提供有明确界限的安全空间。应较少谈及情绪，而主要放松和减少心理生理应激症状。医生说话应该简单、缓慢、重复、客观和易懂。

基本干预措施

创伤治疗的五个核心成分是希望、安全感、镇定、自我和社会效能感以及与他人的联接（Hobfoll 等，2007）。

这些原则在前 4 周都适用。

一个安全的地方

在急性危机情境中最重要的事情是创造一个安全的地方，使患者的过度警觉能平息，能恢复自己本来的样子。

闪回的管理和结束解离症状。当患者在充满压力的解离状态时，治疗上有必要帮助他走出这种情况，从而使他们在现实生活中重新定向。

● 与患者严肃、大声地说话，必要时告知其此时此地的现实情况。

"A女士，您还在听吗？您看看四周：您是安全的！"

● 让患者看看屋子的四周，并命名五种他/她能看到的物体。

● 可以给患者一个冰块或刺球使其注意到外界的感觉刺激，有刺激效果的强烈气味也可能有所帮助。

探索病史和资源

案例学习（继续） 在我们的案例中，病房医生起初也创造了不受打扰的谈话氛围。她在门外挂了一个标示，写着"请勿打扰"。只有当患者找到放松的坐姿后，她才开始询问患者目前的情况，而且以叙述性访谈的方式提供空间给患者讲述。可能的谈话主题参考下文"实用小贴士"。

（待续）

实用小贴士

简短的资源取向的病史询问

● 目前症状

● 只用关键词描述事件：不询问侵犯性问题，不询问细节，不询问情绪，使所有的事情都在浅层和远距离的状态

● 既往创伤经历和应对（创伤档案）

● 尊重或支持回避

探索资源

● "您的生活中过去有什么能帮您在困境中平静下来并感到安全？"（如果可能，让患者讲述具体的场景和细节）

● "如今您的生活中有什么能帮到您？"（任何让患者感到开心的东西都是重要的，并且越描述细节越有益处）

● "什么曾经让您感到舒适和有所帮助？"

总是把与创伤相关的事件转向积极资源

"…您在那个场合做了最好的事情…而且您活了下来…"

心理教育

> **案例学习（继续）**　　在另一次咨询中，病房医生提供给患者关于他的急性创伤和目前思维、感受、躯体感觉和行为冲动之间关系的信息。她提出一些已证明对稳定情绪有帮助的建议。例子请参考下文"实用小贴士"。

实用小贴士

　　提供创伤相关信息

● 使用简单、缓慢的语言讲述简单的模型，以从患者那儿已经获取的信息为导向：当前的症状和状态是对不正常、创伤性事件/极端应激的正常反应。绝大多数人都会这样。"神经系统充满了这种事件产生的应激荷尔蒙，需要时间和安静的环境来以固有的自我疗伤的力量来处理这种创伤/极端应激"。

　　"您可以做一些事情"——协调整体和自我效能

● 与所有刺激和有压力的事情及来源保持距离，看一点电视节目，不要读报纸

● 容易掌握的娱乐方式

● 来自重要和亲密的人的情感和实际中的支持

● 允许：（你可以决定）什么时候谈、谈什么、和谁谈、谈多久；你可以或甚至必须拒绝谈

● 提供安全和保护

　　日程安排和有益的活动

● 讨论和支持为日程安排建立框架

● 重拾所有有益的爱好和创伤前后都让人愉快的、放松的和舒服的日常活动

● 尝试所有仍有作用的事情，并更多去做

● 重新激活日常生活中的社交网络

在想象层面的干预措施

　　当患者被创伤性或可怕的事情淹没时，请他们使用想象中的保险库或保险箱锁起这些画面和想法。这些记忆可以被封存在保险箱内，直到有足够的稳定性来处理它们。通过这种练习，否认和压抑的防御机制被

刻意加强了。

药物治疗

对于更高程度的创伤，可以在晚上使用佐匹克隆 7.5mg 或米氮平 15mg 来治疗失眠。若存在中重度抑郁，需要使用选择性五羟色胺再摄取抑制剂（SSRI）。

小心：苯二氮䓬类药物能促进创伤性记忆的固化，因此应该非常有限地使用。

心理创伤后 4 周

- 满足基本需求
- 创造和调节躯体的安全
- 现实和情绪方面的支持
- 心理教育/信息告知
- 稳定，药物（在更高程度的创伤中）
- "警惕的等待"（在较轻程度的创伤中）

易犯错误

- 尤其在创伤性事件近期时，通过闪回回忆起创伤性的场景使得*再次创伤*的可能性增加，从而再次造成精神不稳定。因此，应避免直接或反复询问创伤场景，以防再次危及患者已经平复的稳定性。
- 另一方面，也存在主治医生在超出必要的时期支持患者的回避行为的风险。这样妨碍了创伤性经历与患者人格的整合，很可能出现精神的割裂。
- 潜在的创伤情境中的助人者也必须保护自己。继发性创伤的发生率是相对较高的。
- 放松训练，如自我放松训练，能促进退行，而不应使用。

创伤后应激障碍（PTSD）

如果这些症状并不减轻，并持续超过四周仍然让人困扰，那么可以诊断为创伤后应激障碍。起病症状可能延迟出现，而在创伤性事件之后起初存在一段完全没有任何症状的时间。此时的治疗目标是通过整合和代偿创伤性经历来应对患者所经历的事情。

> **案例学习**　60 岁的希尔女士来看她的家庭医生。她的第二段婚姻持续
> 了 20 年，育有两个孩子和两个孙子辈的孩子。她和丈夫一起生活在医
> 生办公室附近的一个小城镇里。她来此治疗高血压和逐渐加重的手关
> 节疼痛。此次就诊之前她有很长一段时间没有来过了。这次她是因为
> 失眠和内心紧张感来就诊。当医生询问最近和过去一段时间是否有压
> 力的事情时，她说两年半前自己 4 岁的孙女死于一场车祸。她丈夫当
> 时片段性打瞌睡，车子偏离了路面并翻转过去。虽然她自己仅有一些
> 擦伤，她的孙女因颅内出血而去世了。自此，她的丈夫因为自己的过
> 失留下了阴影。在她第一段婚姻刚开始的时候，第一个丈夫也是因车
> 祸去世。
>
> （待续）

识别

当患者因为一些非特异性的症状（如失眠、心动过速、出汗、紧张、
易激惹、抑郁情绪；酒精和药物滥用；人际关系和职业中的冲突等）来
就诊时，医生总是应该考虑到创伤后应激障碍的可能性。尤其是当对一
个急性事件（如小的意外事故、远房亲戚的去世）的心理反应似乎并不
相符时，医生应该小心地（再次创伤的风险）询问患者既往是否存在其
他事故或暴力行为。基于患者的描述，医生应该判断患者正处于哪一阶
段（急性期、冲击期或慢性期）。

> **案例学习（继续）**　希尔女士主诉有睡眠问题和内心紧张。在医生充
> 满共情地询问下，她提到自己有时像过电影一样想起那个事故，尤其
> 在乡间小路上开车时。之后，她开始出汗、头晕，心跳也加速了。她
> 不再能清晰地思考，也不能使电影停下来。之后她觉得自己呆住了，
> 不知道该怎么办。在晚上或夜间，她会梦到那个事故，并常常在满身
> 大汗中惊醒。当她看到报纸上有事故相关的文章或其他人偶尔谈及小
> 的意外事故时，她也会有强烈的反应。整体上，她更加不安、更易激
> 惹、也更难集中注意。在日常生活中，那段事故的画面会不受控制地
> 出现在她脑海中。当她向医生描述这段经历时，患者显得非常紧张，
> 说话很犹豫，并不看向医生，而是在屋子里来来回回不安地扫视。

基于既往史和目前症状，医生可以做出创伤后应激障碍的诊断，并因此及时开始做出重要的治疗方向改变，进行有针对性的心理治疗。

合作

探索创伤经历的目的在于使创伤性的经历重现，从而能够把他们整合到患者的人格中。探索创伤的工作适用于以下情形：

- 患者充分稳定，没有需要精神科治疗的急性精神病理学症状
- 治疗师有充分的处理创伤的技巧，和对创伤暴露足够的经验
- 没有任何攻击性接触
- 在创伤性回忆出现时，没有严重解离状态，包括从严重的精神失调到自杀的风险

探索创伤经历的例子　创伤展示（回想）

- 作为引子，重新激活自我平复的方法和积极的内心画面（安全岛、内心的帮手）
- 把处理创伤的过程根据个人特点进行分解，安排间歇期来稳定患者
- 技巧：屏幕技术、眼动脱敏与再加工（EMDR）、通过听觉或触觉刺激对两侧大脑半球进行双侧刺激

文化角度

非洲

初级医疗卫生工作者对创伤患者的信仰和灵性治疗及其在治疗创伤患者中的作用有一定了解是非常必要的。以下是来自非洲乌干达北部阿乔利人的案例细节。

案例学习"乌干达北部的阿乔利人"　乌干达北部的阿乔利人对于处理圣主抵抗军的返还者的创伤经历、使他们重新整合入社会，有着建设性和动态的治疗方法。这些返还者，尤其是儿童，受着噩梦的困扰。根据阿乔利人的说法，梦和噩梦是打扰孩子的恶灵，必须得到相应的处理。当地有很多仪式能用来根除这些恶灵，重新使孩子们恢复平静。这些仪式中包含有：

- 原谅的语言
- 治愈
- 修复

其中被当地称为"破蛋"的特殊仪式可用于确认孩子们身体和精神的离开、返还和清洗，而重新成为家庭的一员。在这一仪式中，孩子走过一个小道并需要踏上和踩碎一些蛋。在仪式快结束的时候，孩子走过家门，然后用水从头上浇下来。孩子完成这些仪式时，打破的蛋被留在后面，孩子成为洁净的。

信仰和灵性在治疗精神创伤所带来情绪和心理的影响中发挥的作用主要有两方面：

1. 修复个人、家庭和社会中创伤打破的精神平衡
2. 利用信仰和灵性应对中的积极方面来促进情绪和心理创伤的治疗

初级医疗卫生工作者的角色在于促进这两个过程在那些有着传统的非洲信仰或其他类型的灵性取向、并在灵性上可能正经历着存在主义危机的患者身上发生。因此当来访者谈论创伤故事时，需要对他们流露出的灵性取向线索具有敏感性。应该记住很多来自非洲社会文化背景的人有着双重信仰取向，也就是既有传统非洲信仰的元素，也有犹太教-基督教和伊斯兰教的影响。

医疗工作者可能如何促进宗教/灵性治疗

创伤的患者需要/想要：回答、公平、从负面情感中释放、继续自己的生活。很多非洲人都是有宗教信仰和宗教认同的，这些能帮助他们有效应对情绪和心理创伤的影响。医疗工作者可以通过以下方面促进宗教和灵性治疗：

- 评估患者的信仰和灵性认同及需求。使用标准化工具（见下）来发现那些需要宗教/灵性治疗并能从中获益的人。
- 需要知道当地"好的"宗教/灵性治疗资源。理想情况下应与转诊患者去的场所有正式的接触

评估创伤患者信仰/灵性身份和需求的工具（Fica Peel）

- *信仰在您的日常生活中有多重要？*
- 您的信仰是如何影响日常生活的？

- 您是当地宗教*团体*的成员吗？他们能怎么帮助您？
- 您希望在治疗中如何*对待*您的灵性需求？
- 所有的患者在被转诊到宗教/灵性治疗之前都需要*精神*评估。
- 获得患者和重要他人对创伤的灵性*解释*，如是否因为受到了诅咒等。
- 患者的*经历*与重要他人和当地文化和宗教信仰一致吗？
- 精神健康工作者需要与宗教/灵性治疗者*联络*，并肯定他们在处理创伤中发挥的角色。

中国台湾

因为文化强调孩子绝对服从，体罚在台湾和中国其他地区是被广泛接受和流行的。一项研究发现台湾约三分之一的孩子在生活中遭受过身体上的暴力，这一比例远高于西方社会。而身体虐待相关的创伤后应激障碍的患病率也更高，大约可见于 13.6% 受虐待的孩子中（Chou et al. 2011）。

台湾自然灾害（主要是台风和地震）相关创伤后应激障碍，很多宗教团体，如慈济基金会（佛教）、"中国基督救济协会"、台湾长老会等，都能提供很多救济措施，但是目前还没有发表的科学研究来随访这些救济措施的效果。

拉丁美洲

哥伦比亚武装冲突导致约 450 万人或约 10% 的哥伦比亚人无处安置。成千上万的哥伦比亚人每年会暴露于暴力和被迫移置。创伤后应激障碍的发生非常频繁，但是并未得到早期发现或治疗。理查德（Richard）等的研究中高度强调了这一严重问题，该研究使用调查取样的方法在 109 例被移置的成年人样本中评估麦德林市创伤后应激障碍的发生情况。应答者很高比例具有临床上严重的创伤后应激障碍（88%）。研究发现参与者对用于治疗暴露于暴力和被迫移置后果的专业心理治疗和宽泛的心理社会干预措施都感兴趣（Richards 等，2011）。

参 考 文 献

Chou CY, Su YJ, Wu HM, Chen SH. Child physical abuse and the related PTSD in Taiwan: The role of Chinese cultural background and victims' subjective reactions. Child Abuse Neglect. 2011; 35: 58-68.

Hobfoll SE, Watson P, Bell CC, Bryant RA, Brymer MJ, Friedman MJ, et al. Five essential elements of immediate and mid-term mass trauma intervention: empirical evidence. Psychiatry. 2007; 70: 283-315.

Kessler RC, Sonnega A, Bromet E, Hughes M, Nelson CB. Posttraumatic stress disorder in the National Comorbidity Survey. Arch Gen Psychiatry. 1995; 52 (12): 1048-60.

Richards A, Ospina-Duque J, Barrera-Valencia M, Escobar-Rincón J, Ardila-Gutiérrez M, Metzler T, et al. Posttraumatic stress disorder, anxiety and depression symptoms, and psychosocial treatment needs in Colombians internally displaced by armed conflict: a mixed-method evaluation. Psychol Trauma. 2011; 3 (4): 384-93.

Wittchen HU, Jacobi F, Rehm J, Gustavsson A, Svensson M, Jönsson B, et al. The size and burden of mental disorders and other disorders of the brain in Europe 2010. Eur Neuropsychopharmacol. 2011; 21: 655-79.

第十五章
成　　瘾

费长青, 阿克塞尔·施魏克哈特, 凯瑟琳·阿博, 格特鲁德·弗拉姆, 索尼娅·迪亚兹·蒙萨尔韦, 陈冠宇, 阮京越, 阮房段

案例学习 一位约 40 岁的男性患者因反复恶心和上腹部压迫感来看家庭医生。基于起初的检查，医生诊断为胃炎；但是他怀疑患者可能有酒精依赖。通过进一步询问，患者说每天喝三到四瓶啤酒，有时也喝烈酒。他这么做来让自己更好地放松和更快入睡。工作上，他目前有很大压力，有时担心会丢掉工作。周末时，患者可能喝掉多达半瓶干邑（科尼亚克白兰地）。他能很好地耐受这些酒精，第二天也没有宿醉感——他甚至似乎为此感到骄傲。

定义

　　世界卫生组织定义依赖是对某种物质或某种行为的难以克服的渴求，这种渴求不再受控制并占了主导地位。依赖的基础是越来越渴望体验所成瘾物质产生心理效果，并需要避免缺少这种物质所造成不愉快后果（戒断症状，如坐立不安、失眠、头痛、焦虑、出汗）。依赖导致对这种物质的耐受性越来越高，有时会出现躯体戒断综合征。在疾病病程中，对所需求的物质的供给和消费可以成为生命里最重要的事情。依赖综合征和有害使用之间存在差别。有害使用是滥用行为中较轻的形式，是指对某些物质的消费带来明显的有害后果（躯体上或精神上），而不存在任何依赖。

现实意义

酒精依赖患者中相当大一部分会出现在综合医院和私人门诊中。其中只有少数人会向全科医生坦白自己的问题。另一方面，医生对识别成瘾、与患者对质并提供治疗选择也感到困难。而很多患者由于功能性障碍或疼痛来就诊，使得公开谈论这一问题变得更加困难；其躯体主诉在最前沿，而成瘾问题被否认和轻视。

理论

症状
成瘾的主要症状：
- 失去控制
- 戒断综合征
- 耐受性增加

酒精依赖的间接临床证据包括整体健康状态下降、精神障碍如焦虑、注意力集中困难以及食欲、睡眠和性功能改变。此外，还可见到过度紧张、室上性心动过速、出汗增加、肝脏轻度增大、胃部有压痛等。百分之二十的患者有多发性神经病变的体征。

药物依赖的患者也有很多躯体症状，如一般的抑郁、易疲劳、执行力下降、睡眠问题、头痛、身体疼痛、肌肉疼痛、紧张、焦虑和其他躯体形式障碍。

诊断分类
- 急性中毒（ICD-10：酒精为 F10.0，其他精神活性物质为 F11.0-F19.0）
- 有害使用（ICD-10：酒精为 F10.1，其他精神活性物质为 F11.1-F19.1）
- 依赖综合征（ICD-10：慢性酗酒 F10.2，其他精神活性物质为 F11.2-F19.2）

频率

酒精依赖及鸦片和大麻依赖并列为第四类最常见的精神障碍。酒精依赖在欧洲的终身患病率约为 3.4%（Wittchen 等，2011）。

起病

依赖的形成可通过多因素致病模型表示，即基因易感性、人格结构、药物和社会环境（家庭、社会等级、职业、文化影响）之间的相互作用。

实践应用

识别

根据 ICD-10 诊断标准，如果在过去一年中某一阶段同时符合以下标准中三项或以上，则可以做出"依赖"的诊断：

- 摄取某种物质的强烈渴求或冲动感
- 控制摄取该物质行为的开始、终止或使用剂量上有困难
- 停止或减量物质使用时有生理戒断状态，表现为：物质戒断综合征的特点、或使用相同（或相似）物质以缓解或避免戒断症状
- 耐受性增加，如需要增加精神活性物质的剂量来达到既往较低剂量能达到的效果（在酒精和鸦片依赖的患者中可以看到明显的例子，他们每日使用的剂量可能足以伤害或杀死还不耐受的使用者）
- 由于精神活性物质的使用而逐步忽视其他娱乐或兴趣爱好，而投入越来越多的时间来获取或使用某物质或从其产生的后果中恢复
- 不顾明显的有害后果而持续使用某物质，如过度饮酒引起的肝脏损害、过度物质使用后的抑郁情绪状态、或药物相关的认知功能损害；应该努力确定患者确实、或应该可以意识到所造成伤害的事实和程度

酒精依赖的间接证据可能通过典型实验室指标的升高来获取，如 γ-谷氨酰转移酶、转氨酶、平均红细胞体积（MCV）和碳水化合物缺乏型转铁蛋白（CDT）所占比例增加。

这些间接方法是使用所谓的客观证据来"谴责"患者。医生这么做存在加强患者防御机制的风险，并可能失去和患者的联系。诊断和及时识别成瘾问题的最佳方式是与患者个人的谈话。如果患者并没有感到作

为一个成瘾者或嗜酒者会受到谴责，则可能实现开放而信息量充足的讨论。

实用小贴士 "酒精使用障碍识别测试（AUDIT）"

该测试问卷是由世界卫生组织代表开发和推荐的。总共包括十个问题，每个问题的答案都是五分制的选项（0~4 分）。每个问题的得分相加为总分。最低为 0 分，最高 40 分。总分等于或高于 8 分代表存在危险和有害的酒精使用。对女性和超过 65 岁的男性，建议这一上限设为 7 分。

问题例如：

- 您多久喝一次酒？
- 去年您多久有一次注意到喝下去的量超过了想要喝的量？
- 过去一年中您多久有一次对喝酒感到愧疚或有不好的感受？

完整的测试可以在网上获取。

药物依赖的患者出于羞耻或害怕再也得不到所依赖的药物的处方而故意隐瞒症状，这使药物依赖的诊断变得更复杂。依赖的证据可能从以下方面获取：

- 患者反对停用该药物
- 伪造和丢失处方
- 从其他医生那里获得药物
- 自行增加剂量
- 在有心理压力时不当使用以让自己放松

基本治疗态度

作为对成瘾患者的基本态度，推荐使用动机激励访谈的特点（Miller 和 Rollnick，1991），总结见表 15.1。

表 15.1　动机激励访谈的特点

展示和表达共情：这样能促进接纳和改变
促进对矛盾的感知和改变的意愿：患者自己应该提供作出改变的理由
避免争论：谴责或贴标签都是无益于事的。指责只能带来阻抗
陪伴患者的阻抗：接受患者的阻抗，进而处理他/她的内在冲突
建立对自我效能的信心：患者对改变的决定及其实施负责

基本干预措施

在私人诊所和医院中医生的任务在于给患者提供对疾病的认识，并激励他/她进行戒断治疗及随后的脱毒治疗。可以发现准备改变的四个阶段（Prochaska 和 DiClemente，1986）：

第一阶段：从思考前期到思考期

案例学习 "询问使用行为"

　　医：我现在已经完成了检查，我认为可能是胃炎。

　　患：那一定有治疗方法吧。

　　医：是的。我想跟您谈谈可能的维持因素和您的健康行为。例如，您是否吸烟喝酒？

　　患：我 7 年前已经戒烟了，之后再没吸过。这并不是个问题。

　　医：酒呢？

　　患：是的，我有时喝一点。但那很正常。

　　医：很多人都规律地喝酒，确实是。您能喝多少？

　　患：晚上喝三四瓶啤酒。您必须理解我！每天下班后我都累死了。现在我们压力都很大，我还有点担心会丢掉工作。

　　医：也就是说您喝酒是为了更好地放松。

　　患：是的，之后我也能睡得很好。

　　医：一晚上您最多能喝多少？

　　患：周末的时候我喝半瓶干邑。但是我并不觉得喝的很多，我也没醉。

　　医：第二天呢？

　　患：我感觉很好，没问题。我还是很能耐受的。

　　医：您想过少喝一些吗？

　　患：恩，我妻子一直这么建议我。

很明确地与患者沟通酒精依赖的诊断，而不使之妖魔化。

案例学习 "沟通成瘾的诊断"

　　医：通过您告诉我的这些，以及血液检查的结果，我对您目前状态的诊断是"酒精依赖"。

　　患：得了吧，您想说什么呢？

> 医：我能理解您的反应。这听起来像一种谴责。但实际不是这样。实际是我在非常明确地告诉您我发现了什么。
>
> （暂停）
>
> 患：是的，那我们现在怎么办？
>
> 医：这是个好问题。诊断意味着要做出什么改变呢？
>
> 患：少喝点，我明白了，好吧。
>
> 医：能认知到这一点很重要。酒精依赖是一种疾病，而不是性格缺陷。我非常明确地建议你以后彻底避免酒精摄入。
>
> 患：您是什么意思，彻底？我怎么可能做到呢？

第二阶段：从思考期到行动期

建立动机包括识别行动的矛盾之处，提高患者的意识，使其意识到自己对于戒断的矛盾立场，并一起达成决定。

患者对依赖的感受是矛盾的：一方面，他/她意识到这是一种疾病，自己必须做点什么。另一方面，成瘾的本质就在于保护一个人免于承担那些难以承受的感受，平衡难以控制的紧张，并制造愉快的感受。患者难以想象必须放弃这一舒适的伴侣。结果是愧疚、害怕和屈服混杂的感受。患者对脱毒治疗形成回避策略。这可以解释为什么他们似乎耐心而专心地倾听建议，内心却早已走神了。医生感受到这种矛盾，并应该指出这一点。

> **案例学习**　"促进做出改变的意愿"
>
> 患：再也不喝酒了，对吧？我觉得自己做不到。
>
> 医：对于这一点，我比您更有信心！您想想吸烟，您能成功戒烟。我认为您也能很容易成功戒酒。
>
> 患：您可能是对的。但是说实话，我不确定自己是否真的想这么做。
>
> 医：我感受到您的内心仍然是对立的。您的一部分很清晰地认识到你对酒精成瘾而且需要帮助。另一部分不想戒酒，并害怕治疗中可能发生什么。您面临做出决定，又同时有赞成和反对的理由。

第三阶段：行动期

需要强调选择的自由、鼓励戒断、并与患者一起制定改变的计划。

动机并不是某个固定的东西，而是非常动态、发展的过程，在每个阶段都需要独特的方法。

第四阶段：维持期

复发更多是必然的，而非偶然的。这也不是成瘾独有的现象，而更像是疾病的"自然"病程。门诊患者的随诊（自助小组、咨询、心理治疗）能有效预防和发现复发的迹象。虽然自助小组尤其对惯犯们非常有帮助，他们比戒酒者更常拒绝小组。

我们如何预防个人复发？

- 早期识别和接受有风险的情况
- 为有风险的情况做准备和练习可能的应对方法（制定合适的戒断想法、计划应对选择）
- 改变生活方式（创造积极的依赖对象、长期预防措施）
- 犯错时处理复发带来的打击
- 持续监测

案例学习 "复发后的对话"——复发管理

患：我不知道怎么会这样。我觉得我已经控制了所有的事情。

医：您现在感到失望和生气。但是重要的是您来了这里。

患：我本以为自己已经控制住了。

医：复发确实会发生。这非常正常。最重要的是我们现在在一起，积极应对复发。

患：我们现在能做什么？

医：我的建议是您现在立即去住院完成戒断治疗。

患：什么，去住院？医生，这真的有必要吗？

医：是的，现在那里是您实现长期戒断最安全的地方。

易犯错误

医生让自己离患者太远。保持治疗的距离和共情的亲密之间的平衡是困难的。医生如果不顾及成瘾者对亲密感的需求而保持距离，会使自己失去共情的能力。医生对待成瘾的行为太过正式，只是机械地管理违规行为，不区分评估当时的情况，那么医生和患者之间就会出现不信任和距离感。

医生不能保持足够的距离。他/她跟患者称兄道弟以离患者近一些。

他/她倾向于淡化和掩盖患者明显的错误行为，如为了方便而开具证明。他/她否认患者成瘾的程度，即使门诊治疗已经失败了数次并迫切需要住院治疗。

第一次会面时，患者愚弄了医生，使其相信他/她是唯一能帮到患者走出目前处境的。医生未能识别这一骗局，决心为患者的问题承担责任。这一理想化的承诺或早或晚会被打破。他/她就会变得失望和愤怒："我再也不关心酗酒的人了。他们不可能被帮到。我太失望了！"而患者去寻找下一个救赎者。

如果医生相信成瘾可以通过医学咨询或在门诊服药而治愈，不需要患者自己戒断，那么医生可能达不到预期目标并延长疾病，因此相互依赖。

合作

通常，对成瘾有效的治疗只能在特定的门诊治疗中心和专业的诊所中实施。戒断期持续2~4周，随后需要长期心理脱毒治疗。根据一般规律，随后还需要在成瘾咨询中心进行数月的门诊随访并参加支持小组。

网络成瘾

临床实践中对互联网失去合理使用的人越来越多（Young，1998）。目前国内和国际研究认为2%~7%的常规互联网使用者存在不当使用的问题，或多或少存在网络成瘾的行为。网络成瘾的患病率在青少年中一般高于成年人，男性高于女性。研究发现美国网络成瘾的患病率为5.7%，欧洲国家的情况也类似，而台湾一项研究发现17.9%的青少年和年轻人存在病态的网络使用。

一般网络成瘾者很晚才寻求专业的帮助，很多都发生在家庭环境恶化升级之后。虽然患者及其家属深受其苦，网络成瘾还未被认定是一种独立的障碍。目前也没有一致的诊断或基于经验的心理治疗方法。

症状和诊断分类

病态网络使用的特点是过度使用网络，并主要对某些特定形式的使用失去控制，如网络电脑游戏、聊天和发信息、使用和/或制造色情网络内容等。患者会报告类似物质成瘾相关的症状，如强烈的渴求、不顾及不良后果（如成绩下降、健康问题、家庭内部冲突）而持续使用、终止使用时出现戒断症状以及耐受性增加（使用时间过度）。神经科学研究发现其具有与物质相关成瘾类似的皮质处理特点。

网络成瘾的治疗目标

主要目标在于把上网时间降低到正常水平和重新学习其他替代行为。治疗的内容包括心理教育和沟通有效的压力应对策略。

文化角度

亚洲

2008 年一项综述证明在亚洲，经济和社会文化因素显著影响了酒精使用（Chen 和 Yin，2008）。例如，受佛教影响更深的国家，如泰国和日本，似乎比那些主要受犹太教或伊斯兰教影响的国家酒精使用量更高。中国台湾嗜酒者的患病率在人群中根据不同民族背景有巨大的差异。汉族的患病率远低于原住民。这一差别与遗传因素有关，即乙醛脱氢酶缺乏症在汉族中更常见（Chen 等，1991）。

在越南，酒精被视为社交活动中的重要成分。酒精也变成婚礼、节日、聚会等活动中的越南文化特色。酒精似乎有益于健康，尤其当人们放进一些特别的传统药物进行浸泡之后。酒精由农民手工酿造，其质量和消费不受任何控制。酒精滥用和依赖在越南的发生率尚不详，但估计约 0.3%~3%的总人口存在酒精依赖。

网络成瘾也是一个影响深远的问题。中国青少年中有网络使用问题的人数越来越多。一项在中国八个城市 17,599 名学生中进行的全国调查（Hui 等，2011）发现，约 8%的参与者报告存在网络使用的问题。对照那些中度或正常使用网络的青少年学生，他们常常缺乏体力活力、有生理失调的症状、免疫系统减弱、患有情绪障碍、并对适应社交环境存在困难。整体上，他们对生活的满意度也显著较低。

在越南，网络依赖也广泛存在于年轻人。目前还没有来源于社区研究的数据。依赖者们表现为在网络上花费过多的时间，这使他们旷课、不睡觉、劳累和耗竭，并在受到阻止时变得暴力。

非洲

像在很多其他文化中一样，在乌干达，酒精使用是被广泛接受的社交活动。这植根于当地文化和传统，是整个村庄文化不可分割的一部分和社会交往的催化剂。如婚礼、生孩子、死亡和葬礼仪式以及割礼中，没有酒精就是不完整的。乌干达的文化与大量的酒精使用有关。例如，在某些文化团体中，当给孩子取名字时，也要给予酒精来纪念这一事件。酒精是一种风俗习惯，这加强了酒精在人们生活中的重要性。

拉丁美洲

根据世界卫生组织报告，拉丁美洲 8% ~ 15% 的疾病负担可归因于酒精，而世界其他地方平均为 4%（世界卫生组织 2002）。巴西作为南美洲最大的国家，其本国人口消费的酒精在过去十年间明显增长了，尤其在青年人中。

巴西社会对酒精使用的极端容忍也是巴西本土文化的一部分。例如年轻男性的饮酒行为常常被积极地认为是"男子汉气概的行为"；缺乏管理；以及酒精饮品在大型聚会和节日（如嘉年华、足球游戏、聚会、葬礼及很多其他事件）中的广泛存在。

巴西卫生局最近通过建立专门的机构来采取多学科协作的措施，目前这些机构主要存在于大城市，被称为"酒精和其他药物依赖心理照料中心（CAPSad）"。这些干预中心的操作原则在于使患者回归家庭，而家庭也会获得心理社会支持。该机构通过团体和个人支持来照顾小孩、青少年和成年人，包括社会支持、心理工作、体育锻炼、职业治疗和教育活动等。尚没有研究来评估该机构工作效果。然而，有的研究发现这一模式能产生积极的后果。

有很多支持项目来帮助有药物依赖者的家庭，其主要目标在于减轻焦虑和抑郁，也促进人际关系。这些项目主要帮助那些有药物成瘾的家人而难以应对压力的家庭。"依赖患者入职培训及客户服务（PROAD）"及其他类似项目则更指向帮助患者，是由大学机构赞助的，通常是免费的并主要由志愿者和半志愿者来承担。研究发现这些干预措施能明显减轻夫妻的抑郁和焦虑，虽然在单身的患者中并没有发现同样的阳性结果。此外，这种干预措施对药物成瘾患者能获得成功治疗结局也很重要。

参 考 文 献

Chen CC, Hwu HG, Yeh EK, Morimoto K, Otsuki S. Aldehyde dehydrogenase deficiency, flush patterns and prevalence of alcoholism: an interethnic comparison. Acta Med Okayama. 1991; 45 (6): 409-16.

Chen CC, Yin SJ. Alcohol abuse and related factors in Asia. Int Rev Psychiatry. 2008; 20 (5): 425-33.

Hui C, Ying S, YuhuiW, Jiahu H, Fangbiao T. Problematic Internet use in Chinese adolescents and its relation to psychosomatic symptoms and life satisfaction. BMC Public Health. 2011; 11: 802.

Miller WR, Rollick S. Motivational interviewing: preparing people to change addictive behavior. NewYork: Guilford Press; 1991.

Prochaska JO, DiClemente CC. Toward a comprehensive model of change. In: Miller W, Heather N, editors. Addictive behaviour: process of change. NewYork: Plenum Press; 1986. pp. 3-28.

WHO. World Health Report. Reducing risks, promoting healthy life. 2002. http://www.who.int/whr/2002/en/whr02_ en.pdf.

Wittchen HU, Jacobi F, Rehm J, Gustavsson A, Svensson M, Jönsson B, et al. The size and burden of mental disorders and other disorders of the brain in Europe 2010. Eur Neuropsychopharmacol. 2011; 21: 655-79.

Young KS. Caught in the net. New York: Wiley; 1998.

第四部分
在国际背景下发展心身医学

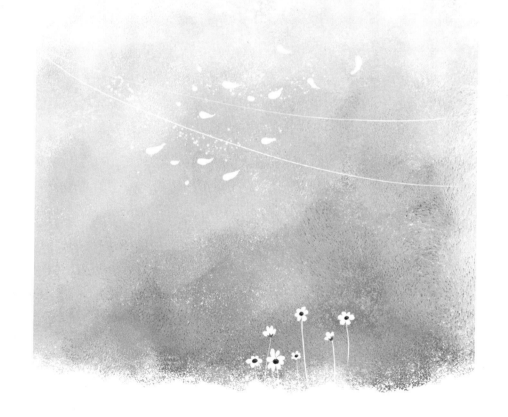

第十六章
行为卫生在初级医疗中的系统发展

朱莉·席尔默, 杰弗里·马尔昆斯

案例学习 1998 年, 来自越南的两位医学院访问院长和一位医疗卫生研究者参观了菲律宾和美国的五个家庭医学培训项目, 以探索家庭医学培训是否适合自己的国家。这次访问的最后一天上午, 一位行为卫生的提供者和培训者跟他们一起, 给他们讲述了行为卫生总论。两个月后, 她第一次去了亚洲, 并在随后的 15 年中每年都会去一次或两次, 以协助培训和发展行为卫生体系。在 15 年间, 她和团队与医学院、社会工作和不同层次的卫生工作者以及政府一起工作, 策划怎样能最好地把行为卫生整合到家庭医学培训和临床工作中, 以及随后整合到社会工作培训和服务中。这一团队在越南、老挝和柬埔寨的工作持续进行并包括: ①培训医疗提供者和其他初级医疗卫生团队; ②支持政策制定者和政府当局; ③建立初级医疗诊所, 并附带培训项目; ④鼓励减轻病耻感的运动。

定义

行为卫生一词自 20 世纪 70 年代后期开始出现在文献中。被定义为"无论对个人还是社会整体, 人类行为和身体、心理和灵性健康之间的互惠关系"(以患者为中心的初级医疗合作 2012)。行为卫生包括精神卫生服务、物质滥用服务、健康行为改变以及关注家庭和其他心理社会问题。行为卫生广泛关注于预防、诊断、治疗和康复。它包括行为医学这一概念, 而行为医学是行为卫生(家庭医学教师协会, 2012)和行为科学中的交叉学科领域, 旨在提供支持行为卫生实践的证据。这些术语在过去几年中互相交替使用。我们将在这章中使用行为卫生一词, 因其更具概括性。行为卫生提供者可以包括初级医疗的医生、助理医生、精神科医生、护师、护士、社会工作者、心理医生、心理咨询师、助产士以及社区健康工作者。每个学科都发挥着不同的作用，并有着不同层次的培训和责任来告知办公室或社区人员对行为卫生需求。行为医学卫生教育者在初级医疗中的核心原则列于表 16.1。

表 16.1　行为医学卫生教育者在初级医疗中的核心原则

这些原则适用于人
使用生物心理社会和关系为中心的方式去照料患者
把促进患者自我效能和行为改变作为促进健康、预防疾病和慢性病管理中的主要因素
把心理和行为知识整合到对躯体症状和疾病的照料中
促进社会文化因素与医疗卫生服务的组织和提供之间的整合
与学员和患者一起实践发展的生命周期观，并且
鼓励和支持卫生提供者的自我觉察、共情和健康。（家庭医学教师协会，2009）

　　培训资源包括包含行为科学基础内容的维基网站，给初级医疗提供者进行行为卫生培训的人提供免费和及时更新的资源（家庭医学电子资源图书馆，2012）。马萨诸塞州立大学及其他机构对初级医疗的行为卫生工作者提供为期六个月和六天的网络培训课程（初级行为卫生结业项目，2012）。

理论

生物心理社会-灵性理论（参见第一章"什么是心身医学"）

　　生物心理社会-灵性模型为行为卫生的实践工作提供了概念框架。很多人在乔治·恩格尔（George Engle）的生物心理社会模型基础上添加了灵性这一成分，强调了灵性对个人健康、疾病和死亡观念中的重要性。生物心理社会-灵性模型处于现代医学、传统医学和公共卫生的交叉点（图 16.1）。现代医学包括生物医学的病因、治疗、康复和疾病管理，包括精神疾病和物质滥用等问题。传统医学尊重患者的家庭、文化和灵性观，考虑到社会或团体对患者的影响，并认可和理解压力对身体的影响。公共卫生包括对影响到社会健康的社会、经济和环境因素的研究。公共卫生还包括社会对健康的影响因素，这些因素是患者个人和医疗卫生服务者几乎都无法控制的。

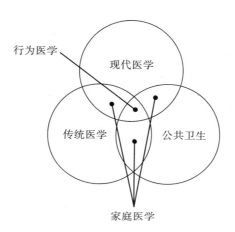

图 16.1　生物心理社会-灵性模型的三个成分

医学人类学理论

医学人类学和医学社会学是研究文化问题及其与健康和医疗之间关系的学科（Scrimshaw，2011）。这一方法包括：

- 学习公共信念和习惯
- 理解当地文化的家庭结构、价值观和日常活动如何影响医疗体系，或不同健康或精神健康干预措施在当地背景下如何发挥作用。
- 意识到其他专业人士、民间医疗执业者和（最重要的）患者自己对医疗卫生和治疗的观念

组织理论

系统改变的三个世界观　建议每个用于使组织或系统发生改变的行动都必须符合临床、操作和财政世界的要求（Peek，2008）。在包括行为卫生在内的医疗保健中，*临床的世界*包括患者是如何得到评估、诊断和治疗的。*操作的世界*包括患者是如何在医疗保健和行为卫生保健体系中运转的，以及这些体系有效运作的流程。*财政的世界*包括这些卫生服务是如何得到资助的、提供服务需要的花费、净收入和损失。以下实践部

分将说明在低到中等收入的国家开展行为卫生保健培训和医疗时，如何解决这些方面的问题。

实践

例子：越南

在该团队起初 5 年的咨询中，越南卫生部认可对家庭医学的需求，宣布所有医学院校都需要发展家庭医学的培训项目。虽然批准了在医学院的培训项目和全国家庭医学课程，但是政府并没有批准对这些培训项目的全额基金。在几个国际卫生保健赞助者、卫生部和教育部、五所医学院校以及选择性的省和地区卫生体系的帮助下，这些顾问人员得以在接下来十年中继续工作来发展家庭医学培训和体系。

对行为卫生的支持来自于医学院校的精神科医师和传统医学的医生。在河内、顺化和胡志明市这样的大城市，有三个精神科培训项目，还没有专业的心理咨询培训项目（Schirmer 等，2004）。

例子：老挝

虽然老挝和越南是邻国，它的医学和行为体系看上去和操作起来却非常不同。从 2002 年起，美国的顾问开始访问老挝，与政府和医学院领导人会面来探索家庭医学培训和资源发展。老挝和越南的政府对事情如何完成以及医学和心理社会需求的定义非常不同。相比于越南，老挝的资源非常有限，尤其在健康领域的人力资源方面。老挝有过两个精神科医生，一个负责社会工作学校，另一个负责医学院，这两所院校都在老挝首都万象。社会工作培训主要关注妇女和儿童。

老挝和越南接壤，但它们的经济也很不同。越南的年人均收入超过200 美元，这一水平高于老挝，因此能允许对健康和精神卫生保健的教育和培训投入更多资金。

矛盾

一个国家的经济、政治和医疗卫生结构对该国家关注行为和精神健康的意愿具有重大影响。国家医疗卫生保健的基础设施和国家的首要任务（包括政治和经济方面）决定着初级医疗和行为卫生保健体系的发展程度。

当在不同于自己国家的地方工作时，了解谁也在这个国家做行为卫生发展的工作很重要。当地国家健康行为的倡导者可能不一定告诉你其他顾问的工作。重要的是要直接询问本国的倡导者这些事情，并找到其他的顾问以加强彼此的工作和避免做相反的工作。发展中国家通常都在有限的财政和人力资源下做工作。善意但重复的、竞争的或不协调的项目会很快耗尽一个国家对这一任务的有限资源。影响精神和行为卫生体系发展的主要矛盾总结见表 16.2。

表 16.2　影响精神和行为卫生体系发展的主要矛盾

横向整合行为卫生和初级医疗体系与纵向发展行为医学体系专科之间的矛盾。当资源有限时，行为卫生专家作为初级医疗医生的顾问、督导师和培训者工作可能更有效

培训专业人士（精神科医生、家庭医生、专业护士、助产士、或社会工作者）与培训非专业行为卫生提供者（公用的医务工作者、灵性顾问、神职人员、或社区领导者）之间的矛盾。证据表明培训非专业人士能提供可持续的有效的精神健康（Patel，2003；Bolton，2003）

一个国家不同部门之间的矛盾

对精神健康的病因和治疗上不同文化观点之间的矛盾

行为卫生对诊断和治疗的医学模型与将疾病认为是患者"个人错误"的模型之间的矛盾

专注于特定卫生保健诊所发展的顾问（如在低资源地区创造和建立卫生、精神卫生和社会服务诊所的人）与专注于培训和大体制发展的顾问（如主要发展基于系统的基础设施建设来促进一个国家整体教育和卫生保健体系的人）之间的矛盾

机遇

世界卫生组织和英国已经制定了精神卫生发展的关键策略（Garrison，2012）。这些策略以及作者的建议合并列于表 16.3～表 16.5 中，分别为《系统改变的三个世界观》中财政的、临床的和操作的层面。

表 16.3　全国精神卫生发展的财政策略

财政方面

需要财政和人力资源（世界卫生组织/世界家庭医生组织，2008）

需要把精神卫生纳入初级医疗的政策和计划（世界卫生组织/世界家庭医生组织，2008），并最终在全国范围内实现。这包括对课程体系、培训中心、新专业人士的就业机会以及系统改变的法律和经济支持

国家政策必须允许基于社区需求的灵活性（新工作方法，2011）

需要与政府有关部门和附属于卫生、教育、财政、人力和社会服务的非政府机构建立联系

　　一项美国国家和国际专家小组的联合声明描述了成功整合行为卫生和初级医疗的原则。这些原则肯定了以上所提到的策略，并列于表16.6中。

表16.4　全国精神卫生发展的临床策略

临床方面
必须有流行病学研究发现该国家的疾病患病率和需求，以便政治家和领导者能发现精神卫生和行为卫生问题的重要性
对老师和执业医师的充分培训非常重要（世界卫生组织/世界家庭医生组织，2008），必须包括多种医生，如精神科医生、家庭医生、社会工作者和护士
初级医疗中行为和精神卫生的任务必须有重点、有限和可行（世界卫生组织/世界家庭医生组织，2008）
为实现可持续发展，初级医疗提供者必须接受精神和行为卫生专家的督导和支持（世界卫生组织/世界家庭医生组织，2008）
患者必须能获得必需的精神药品（世界卫生组织/世界家庭医生组织，2008）
需要提高医疗质量相关的研究来识别可行和有效的措施，以提升医疗服务和政策

表16.5　全国精神卫生发展的操作策略

操作方面
需要一位行为卫生服务协调员（世界卫生组织/世界家庭医生组织，2008）
必须制定出联合精神卫生专业人士和初级医疗提供者的草案
需要对具有严重和慢性精神疾病患者的转诊通道（新工作方法，2011）
患者和照料者必须参与精神卫生和行为卫生保健服务的发展和维持过程中（Garrison，2012）
整合必须是持续的过程，而非一次性事件（世界卫生组织/世界家庭医生组织，2008）
需要与社区机构、非政府机构、村庄卫生工作者和志愿者合伙（世界卫生组织/世界家庭医生组织，2008）
宣传和社会市场将教育社区人员、减轻病耻感和增加治疗的可及性

表16.6　成功把行为卫生整合入初级医疗的原则

对不同学科之间使用明确和一致的语言达成共识，尤其是行为卫生、精神卫生和行为改变这些术语
理解患者和家庭在表达需求和制定保健计划中的核心作用
定义提供全人服务的医疗卫生团队中医生、行为卫生医师和其他人员的不同角色和所需技能

对医生和其他团队成员、员工、住院医生和学生提供交叉学科的培训，以满足整合入初级医疗体系中后行为卫生医师、初级医疗医师和其他团队成员角色的需要

研究来更好地定义行为卫生整合的最佳方案，包括患者、医疗、培训和财政问题方面

识别当地人员对整合的全人服务的适应情况，以纳入所有人员和利用国家或地区中不同社区的不同需求和资源

确定行为卫生服务得到恰当的资助

文化角度

这一章所描述的三个世界观必须考虑到顾问和所指导的人员之间的文化差异和相似点。解决文化问题的策略见表 16.7。

表 16.7　解决文化问题的策略

吸收内部人员和外部人员的观点。美国的顾问颇具策略地招收了越南提供咨询的老师，他们是医生也是当地医疗文化的内部人员，也招收了对当地医疗体系来说受尊重的"外部人员"

识别和应对各种层面的病耻感。有很多成功的策略详细说明了在当地能积极影响到患者和提高初级医疗提供者应对这些问题的知识、技能和信心的做法（Garrison，2012）

结论

在低等和中等收入国家，行为卫生体系最好与初级医疗体系同步发展。从那些还未能做到这一点或做的不完整的国家中我们能学到很多教训。以越南和老挝为例，列出了能帮助把行为卫生整合到一个国家的医疗卫生体系中的核心理论、原则和策略。

参 考 文 献

Bolton P，Bass J，Neugebauer R，Verdeli H，CloughertyKF，Wickmaratne P，et al. Group interpersonal psychotherapy for depression in rural Uganda：a randomized controlled trial. JAMA. 2003；289（23）：3117-24.

Certificate Program for Primary Behavioral Health. Center for integrated primary care. University of Massachusetts Medical School. 2012. http://www. umassmed. edu/cipc/pcb-hoverview.aspx?linkidentifier=id&itemid=144778.Accessed:23 July 2012.

Garrison P, Ivbijaro G, EnnumY, Maguire D, Schirmer JM, Franciosi P. Advocacy and overcoming stigma in primary care mental health. In: Ivbijaro G, editor. Companion to primary care mental health. Oxford: Radcliffe Publishers; 2012.

New Ways of Working. New ways of working for primary care in mental health. 2011. http://www.newwaysofworking.org.uk/content/view/56/467/.Accessed:2 Nov.2011.

Patel V. Where there is no psychiatrist: a mental health manual. London: Gaskell; 2003.

Patient Centered Primary Care Collaborative. Behavioral health defined. 2012. http://www. pcpcc.net/behavioral-health.html.Accessed:12 June 2012.

Peek CJ. Planning care in the clinical, operational, and financial worlds. In: Kessler R, Stafford D, editors. Collaborative medicine case studies: evidence in practice. NewYork: Springer; 2008.

Schirmer JM and Ninh HL. The Vietnam Family Medicine Development Project: A Cross Cultural Collaboration. Families, Systems and Health. 2012. 20 : 303-310.

Schirmer JM, Cartwright C, Montegut AJ, Dreher GK, Stovall J. A collaborative needs assessment and work plan in behavioral medicine curriculum development in Vietnam. Fam Syst Health. 2004; 22 (4) : 410-8.

Schirmer JM. Society of teachers of family medicine resource library, society of teachers of family medicine. 2012. http://www. fmdrl. org/group/index. cfm? event = c. showWikiHome&wikiId=85.Accessed:12 June 2012.

Scrimshaw C. Culture, behaviour, and health. In: Merson MH, Black RE, Mills AJ, editors. International public health: diseases, programs, systems, and policies. Gaithersburg: Aspen Publishers; 2001.

Schirmer JM and Ninh LH. Behavioral medicine: principles and practices. In: Schirmer, JM and Montegut AM, editors. Behavioral Medicine in Primary Care: A Global Perspective, Oxford: Radcliffe Publishers; 2009.

Society of Teachers of Family Medicine Resource Library, Behavioral Science Basics Wiki. http://www. fmdrl. org/group/index. cfm? event = c. showWikiHome&wikiId = 85 Accessed June 12,2012.

World Health Organization (WHO) and the World Organization of Family Doctors (Wonca). Integrating mental health into primary care: a global perspective. Geneva: WHO; 2008.

第十七章
心身医学在中国、越南和老挝的发展——ASIA-LINK 项目

费长青, 迈克尔·韦尔盛, 赵旭东, 魏镜, 张岚, 阮京越, 阮房段

背景

中国、越南和老挝都以不同的方式经历了重大的社会、经济和文化改变。虽然人们的收入显著提高了，尤其是城市居民，但是对很多人来说也同时增加了不确定感和生活压力。作为这些社会剧变的结果之一，心理障碍和心身疾病也日渐增加［世界卫生组织（WHO），世界健康报告 2001；Patel 和 Kleinman2003；Lopez 等，2006；Prince 等，2007；Saxena 等，2007］。

在东南亚，神经精神疾病造成的负担占伤残调整寿命年的 11% 和伤残年中的 27%（Lopez 等，2006）。其中抑郁是造成这一疾病负担的主要原因（世界健康报告，2001）。大多数罹患常见精神障碍（如抑郁和焦虑障碍）的患者会就诊于初级医疗。亚洲南部全科医疗诊所中常见精神障碍的时点患病率在 20% 到 45% 之间。一项综述回顾了亚洲南部常见精神障碍的 8 项流行病学研究，发现它们在初级医疗中的时点患病率为 26.3%（95% 可信区间：25.3%～27.4%）。而临床上明显的常见精神障碍只有不到三分之一能得到识别（Ustun 和 Von Korff，1995；Xiao 等，1997；Patel 1999；Yu 等，2004）。所造成的疾病慢性化给受影响的家庭和卫生体系带来沉重的负担。

亚洲的东部，尤其是中国，有着基于西方医学高新技术的医疗体系。但是相比之下，中国只有约两万名注册精神科医生。此外，其中大多数还习惯于关注精神病性障碍的诊断和治疗。

常见的精神障碍和心身问题缺少基本照料，而且传统医学中也未能充分实现这种照料。在中国和越南当前医疗教育体系中，心身或心理方

面内容的教学并不受重视（Tao，1994；Schirmer 和 Ninh，2002；Montegut 等，2004；Liu，2005；Schirmer 等，2005）。精神病学的教学则稍多，但是大多数情况下也是以生物医学的方式，并非常强调精神科药物和监护。精神疾病的资源也很缺乏，通常只能允许治疗严重的病例，如精神病性障碍。越南平均每30万居民只有一位精神科医生。八个医学院中只有一半有精神科学士学位的专业培训项目。心理医生需要通过心理学考试，主要在学校和企业中开展心理咨询的工作（Schirmer 和 Ninh，2002；Montegut 等，2004；Schirmer 等，2005）。此外，联络会诊精神病学和心身医学的教育在日常医疗工作中也是缺失的（Zhao 等，1998；Yu等，2004）。老挝的情况则更差：整个国家只有首都万象有两位受训的精神科医生。

显然中国、越南和老挝当前的医疗教育系统需要不同方式的帮助来发展出有效的教育机构和医疗结构。

2005年到2008年，弗赖堡大学（心身医学和心理治疗科）协调完成了一项受欧盟资助的欧洲-亚洲合作项目。该项目的目的在于支持中国（同济大学）、越南（胡志明市和顺化市大学）和老挝（万象大学）心身医学的发展。通过这一项目，完成了对医学研究生的心身医学基本照料课程。

项目

第一年，从各中心召集了有希望未来成为教师的团队。首先对这些未来的教师教授了新课程的教学内容。这是一个互动的过程，包括由德国团队教授未来的教师，并在合作方文化背景下对课程进行适应、修订和重新设计。对未来的教师授课是一个实验性的课程，旨在让我们的合作者们未来不需要依赖欧洲专家的支持。实验性的课程与目标课程的内容是一致的。因此，对教师的授课主要集中在三个方面：

- 既包括医学中生物心理社会的方法，也包括计划课程中的疾病主题
- 管理和教授课程中的教学方法、策略和技巧；
- 使教学方法适应于特定的背景。

在这项活动的末期（第二年的时候），未来教师们能在欧洲合作方的帮助下掌握前期的课程。

第三年时，鼓励亚洲的合作方组织和实施自己的新课程。评估的结果和合作方累积的能力使整个课程的内容能符合他们的需求。欧洲同事提供督导，但减少了对教授课程的参与（除了作为某些主题的客座教授外）。督导师为教师们管理课程和成为称职的生物心理社会技能培训者的需求提供支持。

关于这个为期三年项目的更多信息和概述，包括实验和督导阶段，可以参见已发表的报告（Fritzsche 等，2008）。

结果

在中国（上海）、越南（胡志明市和顺化市）和老挝（万象）成立了当地培训中心。共 200 位医生完成了培训，其中 30 位获得了未来教师的资格。医生们对该培训的接受度很高，并认为在课程后自身能力增加了。互动的培训方法受到高度赞扬，其中技能培训和自我体验被评为最重要的主题。对于"告知坏消息"、处理负面情绪、治疗中断、医患关系中的等级、文化特异性综合征和语言障碍等主题，需要根据学员文化背景做出调整。除了日常临床实践中的实用技巧外，学员们希望学习更多教学方法。在培训项目完成半年之后，学员们认为项目对他们日常医疗实践仍有很大影响。

误解和文化适应

这部分内容来源于对未来教师的访谈和课程上教师的报告。

处理负面情绪

中国文化强调压抑强烈的情绪表达（Li，1985；Ots，1990；Lee，1997）。孩子们有时因攻击性的行为而受到母亲的责骂（Bond 和 Hwang，1986）。在沟通技能培训时，我们介绍了"积极倾听"的元素（Rogers，1942，1997），其中包括"反馈情绪"、说出观察到的感受、并通过非语言方式展示这些情绪（如愤怒或悲伤）。由于其文化背景，这种沟通行为受到了学员的阻抗。罗杰斯所提出共情的本质并未受到质疑，在充满情绪的困难情境下（如在讨论威胁生命的疾病或生死攸关的事件时）共情支持的有效性也未受到质疑。然而，学员拒绝在困难的医患关系中表达个人的担心或感受。例如，如果患者就诊前等了很久而感到不安和生气，这时类似"我能理解你很生气"或"如果我是你，我也会不高兴"这样的说法被认为是医生承认自己有愧，并认为这样的承认也意味着在患者面前有失权威，并可能导致患者更换医生。

巴林特小组、雕塑工作和反馈小组（参见第八章"巴林特小组"）

对某些亚洲文化而言，在家庭之外谈论负面情绪是不寻常的（Lee，1997）。在第一次巴林特小组中，未来的培训者一再验证了这些传统。我们使用经典的巴林特工作方法，指导参与者自由地表达自己的想法、感受和想象，似乎让他们感到无所适从。随后，我们修改了经典的巴林特工作方法，引入了雕塑。这一修改完全改变了结果：参与者被自己的角色吸引了；他们讲述自己的恐惧、愤怒和悲伤；他们也很认同自己扮演的角色。通过这种方法，雕塑促进了氛围的活跃、提升了医患之间的动力。医患关系是系统的一部分，并通过医生的位置的改变而得到提升，使患者症状减少了，健康状况改善了。

家庭常规和"告知坏消息"（参见第十二章"心理肿瘤学"）

对参与该项目的三个国家的医生而言，告知患者其诊断和预后非常具有挑战性。很多亚洲家庭要求医生不要告诉患者其诊断和预后（Hu等，2002）。这种请求的原因之一可能是家人担心他们所爱的人在得知癌症诊断后会绝望（Tse等，2003）。在肿瘤科告知坏消息的方法受到文化多样性的影响（Ong等，2002）。在西方国家，肿瘤科医生通常先通知癌症患者其诊断（Grassi等，2000）。

在告知癌症的消息时，当患者要求自主性原则，而家人要求慈爱原则，医生自己会处于两难之中（Wang等，2004）。医生在解决这种两难困境和决定告诉患者什么内容这一点上需要帮助。在沟通技能培训中，我们表达了这种两难，试图在具体案例中发现解决途径。我们必须在告知癌症的消息和考虑到患者和家人的需求之间找到平衡。我们严肃考虑到医生对告知癌症诊断的担心，同时我们谨慎地寻找方法来解决患者需要知情的权力和亚洲家庭的传统之间的冲突，而不对患者造成伤害。在亚洲文化中，家庭做决策的原则和家庭参与做决策是至高无上的，并组成个人自我概念中不可分割的一部分（Fan，1997）。这一文化特色应该得到准确地识别和认可。

未来的培训课程将继续解决这一问题，以试图找到一个家庭为中心的解决途径（Back 和 Huak，2005）来对患者和他/她的家庭告知坏消息。

医患关系

医患关系在这三个国家都是家长式的，有着以医生为中心的沟通特色。患者期待医生是专家，告诉他们该做什么。患者为中心的访谈模式在亚洲并不常见。

现场访谈中的患者和参与的医生高度赞扬了这种共情的、尊重的以及以患者为中心的访谈方式。然而，患者也认为德国的老师是"外国来的知名专家"，期待能治愈他们的疾病。因为传统习惯，合作式的医患关系和以患者为中心的访谈模式可能还难以立即得以在日常医疗中实施。以患者为中心的沟通技能元素，如短暂的停顿、总结、询问主观健康态度，作为首次尝试不同的态度和更好医患的关系，被证明是可以教授和学习的。

高压力工作

很多综合医院门诊及精神科和心身医学科门诊中，一位医生每个上午要看 30~60 名患者。在中国的大型医院，每日门诊量能高达一万人。通常，医生对每位患者只有两三分钟。特需门诊中则常是有经验的专家出诊，费用也更贵，医生对每位患者大约有 10~15 分钟。这种高压力的工作使我们产生质疑：培训课程中学习的诊断和治疗技能是否能用到日常实践中？我们推荐学员首先选择部分患者采集心理社会病史，并在有10~15 分钟充足的时间框架内提供支持性的照料。

对医疗卫生体系的影响

初级医疗是基于社区医院健康中心服务的一部分（Schirmer 等，2005）。在门诊中，难以存在个体和个人的医患关系，然而这种医患关系常常是成功治疗的基础。中国躯体化患者常常抱怨医生对他们的主诉缺乏理解以及缺少成功的治疗（Meng 等，1999）。然而，一项世界卫生组织对初级医疗中精神障碍的研究报告显示，那些有着持续医患关系的患者的躯体症状少于那些没有持续医患关系的患者（Ustun 和 Von Korff，1995；Simon 等，1999）。因此应该推行持续的医患接触和良好的医患关系，类似于欧洲和其他英美地区初级医疗服务中的全科医生角色。

在未来课程中，对患者主观疾病观念和期待进行更细致的病史采集一定能扩大我们的知识范围。未来的培训项目也将纳入农村地区。未来，这些文化的盲点也将通过我们对这些潜在的误解的新思考和与合作方更紧密的合作而得到更好的解决（Like，1996；Haq 等，2000；Galanti，2008；Ring 等，2008；Schirmer 和 Montegut 2009；Mostow 等，2010）。

目前和未来的项目

在中国和越南，已经开始进行心身医学和心理治疗的高级培训。上海同济大学和德国弗赖堡医学部在 2011 年 9 月推出了心身医学和心理治疗的硕士学位。在越南，自 2011 年 9 月开始了一个为期四年的项目，主要有三个目标：①介绍和实施一个对医学生和医生的三阶段分模块心身医学和心理治疗课程；②使这个课程成为全国心身医学和心理治疗的医学教育的常规部分；以及③发展国际欧洲-亚洲协作网，促进文化间交流。

ASIA-LINK 课程也促进了合作科研课题的开展以及德国、中国和越南之间医生和医学生的交换。在与北京肿瘤医院接触后，一项对中国肿瘤科医生的"告知坏消息"培训项目已经开展，并得到了科学的评估（Wünsch 等，2013）。德国罗伯特博世基金会、德国研究委员会和北京的中德研究促进中心已经支持了对中国有医学难以解释的躯体症状（躯体形式障碍）患者的患病观念、疾病行为、医患关系和的治疗结局的研究课题。

中国政府已经要求代表中国高服务质量的三级医院必须设置心身医学科或心理科。因此，这意味着迫切需求更多受训的心身医学的医生。2012 年 10 月 26 日，中国的人民代表大会通过了中国的第一部精神卫生法，其中包括整合精神卫生和初级医疗的重要指示（《中华人民共和国精神卫生法》，2012）。

在张岚教授的主持下，精神科医生和护士已经在成都市形成了一个团队，其追求的两个目标为：

1. 科学地探索心理社会和心身问题和疾病在综合医院的患病率，以及患者和医生对治疗的需求

2. 在成都市综合医院的医生和护士中实施心身医学基本照料的培训项目

护士和医生为有心理社会问题的患者提供咨询和支持。当涉及严重精神障碍时，他们寻求精神科联络会诊服务的帮助。

最终，我们项目中的巴林特小组工作带来了中国巴林特联盟的成立。第一次国际会议于 2011 年 5 月举办。与会者们表达了在自己的医院成立巴林特小组的愿望，因此有计划在下一届 2012 年和 2013 年六月的国际会议中提供巴林特小组组长工作坊。

结论

这一项目对所有参与者有着重要影响。课程评估显示参与该课程的医生接受了高质量和有效的培训，也展示了参与者在专业能力和个人发展中的进步。这些医生现在通过国际合作和文化间合作联系在一起。国家和国际协作网也已经成立。未来教师们在实施培训课程中学到了实用的临床技能、教学方法和管理技巧。他们已经承担了未来在自己的国家继续进行和加强对医生开展培训和教育的责任。这些合作方的大学和医院已经表达了对这一项目的兴趣，并表示对这一领域进一步发展的支持。欧洲的合作方在国际项目和成功开展的文化间交流中也获得了宝贵的经验和能力。通过西方和亚洲国家（德国、中国、越南和老挝）医生和患者之间观念交流和实际体验，新的元素被添加到西方治疗理论之中，将有助于开创新的研究领域。最终，患者也会受益于精神卫生保健体系的提升。

参 考 文 献

Back MF, Huak CY. Family centred decision making and non-disclosure of diagnosis in a South East Asian oncology practice. Psychooncology. 2005；14：1052-9.

Bond MH, Hwang KK. The social psychology of the Chinese people. In：Bond MH, editor. The psychology of the Chinese people. Hong Kong：Oxford University Press；1986.

Fan R. Self-determination vs. family-determination：two incommensurable principles of autonomy: a report from East Asia. Bioethics. 1997; 11: 309-22.

Fritzsche K, Scheib P, Wirsching M, Schüßler G, Wu W, Cat NH, et al. Improving the psychosomatic competence of medical doctors in China, Vietnam and Laos—the ASIA-LINK Program. Int J Psychiat Med. 2008; 38: 1-11.

Galanti GA. Caring for patients from different cultures. Philadelphia: University of Pennsylvania Press; 2008.

Grassi L, Giraldi T, Messina EG, Magnani K, Valle E, Cartei G. Physicians'attitudes to and problems with truth-telling to cancer patients. Support Care Cancer. 2000; 8: 40-5.

Haq C, Rothenberg D, Gierde C, Bobula J, Wilson C, Bickley L, et al. New world views: preparing physicians in training for global health work. Fam Med. 2000; 32: 566-72.

Hu WY, Chiu TY, Chuang RB, Chen CY. Solving family-related barriers to truthfulness in cases of terminal cancer in Taiwan. A professional perspective. Cancer Nurs. 2002; 25: 486-92.

Lee E. Working with Asian-Americans. NewYork: Guilford Press; 1997.

Li TY. Mental disorders and psychiatry in Chinese culture. In: Tseng WS, Wu DYH, editors. Chinese culture and mental health. Orlando: Academic Press; 1985.

Like RC. Recommended core curriculum guidelines on culturally sensitive and competent health care. Fam Med. 1996; 27: 291-7.

Liu X. The consideration about the present investigation of medical psychological knowledge of general practitioners and the training strategy. Chinese General Practice. 2005; 8 (Suppl 17): 1397-8. (in Chinese).

Lopez A, Mathers C, Ezzati M, Jamison D, Murray C. Global burden of disease and risk factors. Washington: Oxford University Press and theWorld Bank; 2006.

Meng F, Cui Y, Shen Y. Perliminary investigation on clinical features of somatoform disorders in general hospital. Chinese Ment Health J. 1999; 13: 67-9.

Mental Health Law of the People's Republic of China. (English translation with annotations) (Trans. Chen HH, Phillips MR, Chen H, Chen QQ, Chen XD, Fralick D, et al.). Shanghai Archives of Psychiatry. Advance online publication 2012. doi: 10.3969/j. issn. 1002-0829. 2012. 06. 001.

Montegut AJ, Cartwright C, Schirmer JM, Cummings S. An international consultation: the development of family medicine education in Vietnam. Fam Med. 2004; 35: 352-60.

Mostow C, Crosson J, Gordon S, Chapman S, Gonzalez P, Hardt E, et al. Treating and precepting with RESPECT: a relational model addressing race, ethnicity, and culture in medical training. J Gen Intern Med. 2010; 25: 146-54.

Ong KJ. Back MF, Lu JJ, Shakespeare TS, Wynne CJ. Cultural attitudes to cancer management in traditional South-East-Asian patients. Australas Radiol. 2002; 46: 370-4.

Ots TH. The angy Liver, the anxious heart, and the melancholy spleen. Cult Med Psychiat. 1990; 14：21-58.

Patel V. The epidemiology of common mental disorders in South Asia. NIMHANS Jnl. 1999; 17：307-27.

Patel V, Kleinman A. Poverty and common mental disorders in developing countries. Bull World Health Organ. 2003; 8：609-15.

Prince M, Patel V, Saxena S, Maj M, Maselko J, Phillips M, et al. No health without mental health. The Lancet. 2007; 370：859-77.

Ring JM, Nyquist JG, Mitchell S. Curriculum for culturally responsive health care: a step-by-step guide to cultural competence training. Oxford: Radcliffe Publishers; 2008.

Rogers CR. Counseling and psychotherapy. Boston; 1942.

Rogers CR. an unappreciated way of being. Couns Psychol. 1997; 5：2-10.

Saxena S, Thornicroft G, Knapp M, Whiteford H. Resources for mental health: scarcity, inequity and inefficiency. The Lancet. 2007; 370：878-89.

Schirmer J, Ninh LH. The Vietnam family medicine development project: a cross-cultural collaboration. Fam Syst Health. 2002; 20：303-10.

Schirmer JM, Cartwright C, Montegut AJ, Dreher GK, Stovall J. A collaborative needs assessment and work plan in behavioural medicine curriculum development in Vietnam. Fam Syst Health. 2005; 22：410-8.

Schirmer J, Montegut A. Behavioral medicine in primary care: a global perspective. Oxford: Radcliffe Publishers; 2009.

Simon GE, von Korff M, Piccinelli M, Fullerton C, Ormel J. An international study of the relation between somatic symptoms and depression. N Engl J Med. 1999; 341：1329-35.

Tao Y. The necessary of medical psychology education in traditional Chinese medical college. Traditional Chinese Medicine Education. 1994; 3：24. (in Chinese).

Tse CY, ChongA, Fok SY. Breaking bad news: a Chinese perspective. Palliat Med. 2003; 17：339-43.

Ustun TB, Von Korff M. Primary mental health services: access and provision of care. In: Ustun TB, Sartorius N, editors. Mental illness in general health care: an international study. Chichester: Wiley; 1995.

Wang SY, Chen CH, Chen YS, Huang HL. The attitude toward truth telling of cancer in Taiwan. J Psychosom Res. 2004; 57：53-8.

WHO. The World Health Report: mental health: new understanding, new hope. http://www.who.int/whr2001/en.

Wünsch A, Tang L, Goelz T, ZhangY, Stubenrauch S, Song L, et al. Breaking bad news in Chinathe dilemma of patients' rights to be informed and traditional norms. A first communication skills training for Chinese oncologists and caretakers. Psychooncology. 2013; 22 (5): 1192-5. doi: 10. 1002/pon. 3112.

Xiao SF, Yan HQ, LuYF, Bi H, Pu JY, Xiao ZPI. World Health Organization collaborative study on psychological disorders in primary health care: the results from Shanghai. Chin J Psychiatry. 1997: 30 (Suppl 2): 90-4.

Yu DH, Wu WY, Zhang MY. Current situation of mental health service in general hospitals in Shanghai. Chin J Psychiatry. 2004; 37: 176-8.

Zhao XD, Xu XF, Bai Y, Jiang HZ. The retrospective study of psychiatric consultation in general hospital. Chin J Psychiatry. 1998; 31 (Suppl 4): 231-3.

第十八章
心身医学及其在拉美地区的实施

索尼娅·迪亚兹·蒙萨尔韦

在拉丁美洲地区，心身医学的概念从属于精神卫生的概念；此外，它也是公共卫生一般理念的一部分，因此包括了该知识在不同领域的实际应用，其中最重要的领域包括临床、流行病学、神经生物学、社会文化学和基础研究。其目标是个体的正常发展和在个体和集体层面维持完整的情绪功能（Ustun 和 Sartorius，1995）。

精神卫生在这一地区起源于世界卫生组织地方办公室的专科项目的成立，即位于华盛顿的全美洲健康组织（PAHO）。这一组织成立于1962年，是拉丁美洲地区在墨西哥举办的第一次精神卫生论坛（PAHO，1980）。

1990 年的加拉加斯宣言（González 和 Levav，1990）重申了传统精神病学的重点与基于社区的干预、分散化、参与、整合和除治疗和康复外的预防措施等原则的必要支持是不相容的。为了拉丁美洲国家精神卫生项目的发展，制定了专门的建议：社区运动、控制情感障碍、癫痫和精神病性障碍、促进儿童精神卫生和心理社会发育、增加职业培训中心以及促进人权保护的立法和管理（Brody，1985）。

2008 年，PAHO 通过了 2008~2012 年战略计划，其中目标之一是预防和降低疾病负担、致残率、和非传染性疾病、精神障碍、暴力和外伤相关的过早死亡。另一方面，2008 年美洲地区卫生议程提出八项首要任务：加强国家卫生机构的权威、检验对健康的社会经济学决定因素、提高社会保护和服务的可及性、降低国家内和美洲地区国家间卫生条件的不平衡、降低疾病的风险和负担、发展卫生领域的劳动力以及合理利用科学技术知识，所有以上任务均需在高生物伦理背景下完成（PAHO，2009）。

玛丽（Mari）等（2009 年）描述了拉丁美洲对精神病的流行病学研

究过程所包括的几个阶段。第一阶段包括对居住于秘鲁利马边缘地区的安第斯山移民"心理生理适应不良综合征"的研究（Seguín，1951）。第二阶段始于跟随美国模式来制定标准化工具、筛查性访谈和经合理验证的问卷。收录于拉丁美洲和加勒比卫生科学（LILACS）数据库的1999至2008年间所有流行病学研究关注的问题包括家庭暴力、抑郁或酒精和物质滥用（烟草和药物）。精神疾病在一般人群的患病率在18%~36%之间。抑郁的患病率为9%~27%，酒精滥用为7%~57%，药物滥用为9%~19%。

精神卫生的干预措施方面："延迟治疗"现象可以说存在于所有拉丁美洲国家，所幸现在一些精神障碍患者已经得到社会的关注。由于疾病的经济花费以及对个体和家庭的致残率，疾病负担非常高。

政策和精神卫生服务方面：目前该地区65%的国家有专门的精神卫生政策，82%的国家有精神行动计划，70%的国家有专门的立法。不同国家对精神疾病的干预措施之间差异较小。核心的原则包括在治疗和康复方面服务去中心化、地区间合作、多学科参与以及社区支持。这一地区从政策向服务的转化很慢，表现在以下数据上：平均每一万人口有5.4张精神科病床，其中4.6张（82.8%）在精神病专科医院，而只有0.4张在综合医院（Alarcón，2002）。

精神卫生服务的劳动力方面：世界卫生组织精神卫生的图册（2005）显示拉丁美洲和加勒比地区缺乏精神卫生专业人员，在国家内及国家间的分布也不均匀。如每十万居民平均仅有4.3位精神科医生；极值为在委内瑞拉和乌拉圭每十万居民分别有24和22.9位精神科医生，而在圭亚那和萨尔瓦多分别只有0.2和0.5位。阿根廷平均每十万居民有106位心理医生，而伯利兹完全没有，苏里南和特立尼达和多巴哥仅分别有0.2和0.3位，该地区的平均水平则为每十万居民有10.3位。这一平均值并不能反应国家内和国家间巨大的差异。

总之，虽然这一地区内仍存在差异，但是已经采取了具体的措施来消除这种不均等。一些好的例子包括智利和哥伦比亚对初级精神卫生工作者的培训；在洪都拉斯的特古西加尔巴和巴西的阿雷格里港的城市边缘地区的社区精神病学培训；委内瑞拉的梅里达进行的社区-大学-州政府之间的合作；巴西桑托斯精神服务的延伸；哥伦比亚麦德林地区的支持合作网和社会服务；阿根廷黑河地区政策的实施和对墨西哥蒙特雷地区家庭暴力受害者的照料；古巴哈瓦那地区社区压力预防诊所；智利对抑郁患者的优先关注以及玻利维亚拉巴斯对成瘾的预防（Alarcón 2002）。

该地区很多国家所面临的挑战是政策制定者要对精神卫生投入更多关注。把精神卫生整合入初级医疗的策略可能在一定程度上是有效的，但是仍存在风险使精神健康成为躯体医学的附属品，尽管现实研究早已证明并不是这样（Ustun 和 Sartorius，1995）。

参 考 文 献

Alarcón RD. Salud Mental en América Latina: Circa 2002. In: Sepúlveda J, Editor. Salud panamericana en el siglo XXI. Fortalecimiento de la cooperación internacional y desarrollo de capital humano. México, D. F.: Instituto Nacional de Salud Pública; 2002.

Brody EB. Patient rights, a cultural challenge to Western psychiatry. Am J Psychiatry. 1985; 194: 58-62.

González R, Levav I. Reestructuración de la atención psiquiátrica: Bases conceptuales y guías para su implementación. Memorias de la Conferencia Regional para la restructuración de la Atención Psiquiátrica. Caracas, Venezuela. Nov. 11 - 14, 1990. Washington, D. C.: Instituto Mario Negri Italia.

Mari JJ, García de Olveira B, Silva de Lima M, Levav I. Breve historia de la epidemiología psiquiátrica en América Latina y el Caribe. In: Rodríguez JJ, Kohn R, Aguilar S, Editors.

Epidemiología de los trastornos mentales en América Latina y el Caribe. Washington, D. C.: Organización Panamericana de la Salud; 2009.

Organización Panamericana de la Salud Salud para todos en el año 2000. Estrategias. Washington, D. C.: Documento Oficial No. 173; 1980.

Roses M. Welcoming remarks to the regional advisory Committee on health Statistics (CRAES). August 11, Washington, D. C.: PAHO; 2009.

Seguín CA. Síndrome psicosomático de desadaptación. Rev Lat Am Psiquiatría. 1951; 1: 16-26.

Ustun T, Sartorius N. Mental health in general health care. Chichester: Wiley; 1995.

World Health Organization. Mental Health Atlas 2005 (Revised Edition).

http://www.who.int/ mental_ health/evidence/mhatlas05/en/.

第十九章
心身医学在伊朗

哈米德·阿夫沙尔·赞贾尼，法尔扎德·戈利

在伊朗，有很多控制心身的方法，如瑜伽、冥想、灵气疗法、催眠和音乐治疗都可以视为心身医学的先驱。

虽然不同的情境和科室都曾考虑过使用心身医学的方法，但是与心身医学科的学术接触最早归于21世纪的《伊朗高等健康杂志》（伊朗首次在医学中使用生物心理社会方法的杂志）以及2008年国际会议。

为了在伊朗发展心身医学，有很多来自德国弗莱堡和乌尔姆的同事，伊朗也有精神卫生和全球化为期三年（2009~2013）的项目，使医疗卫生专业人士与弗莱堡大学心身医学科、伊斯法罕医科大学和Danesh-e Tandorosti学院之间形成合作。

目前，德黑兰医科大学对精神科医生有一个亚专业的项目。伊斯法罕和德黑兰有少量心身医学诊所，伊斯法罕还有一个心身医学中心。幸运的是，心身医学卫生保健服务在专业领域和一般健康部门都具有强劲的发展趋势，因此相应服务的快速发展也指日可待。近些年在这一领域已经开展了几项学术研究，也有越来越多的医生开始对心身医学感兴趣。

虽然伊朗的心身医学生根于中世纪，其在现代的发展还很年轻，并需要更多的时间来与医疗卫生体系和学术项目整合。为了培养能做催眠、放松、正念培训、生物反馈和心理治疗干预的心理医生和精神科医生，我们需要综合的流行病学和文化方面的研究来根据当地需求和资源来调整全球化的知识和技术，并设计最佳心身临床设置和机构。

索　引

M

O

P